Crista Muth

# Heilen durch Reflexzonen-therapie

an Füßen und Händen

Originalausgabe

WILHELM HEYNE VERLAG
MÜNCHEN

HEYNE RATGEBER
08 / 9094


Printed in Germany 1987
Umschlaggestaltung: Atelier Ingrid Schütz, München
Satz: VerlagsSatz Kort GmbH, München
Druck und Bindung: RMO, München

ISBN 3-453-41746-1

# Inhalt

# Geschichtliche Entwicklung der Reflexologie

Schon vor ca. 5000 Jahren wurde in China die Behandlung von Krankheiten durch Druckmassage über bestimmte Hautpunkte praktiziert. So ist China wahrscheinlich die Wiege der Akupressur. Akupressur ist die Vorläuferin der Reflexzonentherapie. In beiden Fällen handelte es sich um die Normalisierung von Energieströmen im Organismus.

Auch die Medizinmänner einiger Indianerstämme wußten um die reflexbedingten Zusammenhänge im Körper und praktizierten Reflexzonentherapie. Dort wurde dieses Wissen über Jahrhunderte hinweg weitergegeben; noch heute wird in manchen Reservaten Reflexzonenmassage vor allem als Mittel zur Schmerzlinderung angewandt.

Wie nun die Reflexzonentherapie nach vielen Jahrhunderten auch nach Europa kam, ist nicht bekannt.

Erst im 16. Jahrhundert gab uns der Leipziger Arzt Dr. Ball in seiner wissenschaftlichen Arbeit Kenntnis von der Reflexzonentherapie.

I. P. Pawlow ist berühmt geworden durch seine bereits 1883 veröffentlichten Darlegungen über ›bedingte Reflexe‹ und seine Gedanken über den ›Nervismus‹. Pawlow und sein Mitarbeiter D.

Speransky (späterer Nachfolger) erkannten im Nervensystem das regulierende Instrument des Körpers. Das Gehirn empfängt und beantwortet die von außen kommenden Reize und bedient sich vieler Reflexmechanismen.

Dem englischen Neurologen Sir Henry Head ist es Ende des 18. Jahrhunderts gelungen, in seinen ›Headschen‹ Zonen eine ›Landkarte‹ der Hautreflexzonen aufzuzeigen, die sich auf die algetischen (schmerzempfindlichen) Hautbezirke beziehen.

Am Anfang dieses Jahrhunderts entdeckte der amerikanische Hals-Nasen-Ohrenarzt Dr. William Fitzgerald, daß der menschliche Körper in zehn senkrechte Körperzonen eingeteilt ist. Er zeigte in seiner Arbeit über die ›Zonentherapie‹ seine Erfahrungen auf.

Dr. Fitzgerald erkannte, daß durch Druck in bestimmten Zonen an Händen und Füßen Schmerzfreiheit in den zugeordneten Organen erreicht wird. Somit ist er der Begründer der Zonentherapie.

Wie vielen Forschern erging es auch Dr. Fitzgerald. Er wurde von seinen Kollegen nicht anerkannt und ernst genommen. Heute jedoch ist diese Methode nicht mehr umstritten und findet auch in der Schulmedizin Beachtung.

Die Amerikanerin Eunice Ingham arbeitete als Masseurin mit den Erkenntnissen von Dr. Fitzgerald und baute die Massagetechnik zur Reflexzonenbehandlung der Füße weiter aus. 1938 schrieb sie das Buch ›Geschichten, die die Füße erzählen können‹. Sie stellte darin die Reflexzonen der Füße als ein neues Diagnose- und Therapiesystem vor.

Amerikanische Ärzte, u. a. Dr. Riley, legten durch Beobachtungen eine Zuordnung bestimmter Reflexzonen an den Füßen zu bestimmten Körperregionen fest. Die Druck- und Massagebehandlung der Reflexzonen an den Füßen beruht also auf Erfahrungen, die zuerst in den USA Gegenstand systematischer klinischer Untersuchungen waren.

Die beiden Entdecker des sogenannten ›Sekundenphänomens‹, F. und W. Huneke, Begründer der Neuraltherapie, wiesen 1941 nach, daß durch Injektion eines örtlich betäubenden Mittels eine Wirkung auf das Nervensystem entsteht. Es gibt Störfelder (z.B. Krankheitsherde an Zähnen oder Mandeln, Vernarbungen) deren Schmerzauswirkung in anderen Körperregionen empfunden wird. Durch die oben erwähnte Neuraltherapie kann durch Injektion eine augenblickliche Besserung von Schmerzen, Bewegungseinschränkungen und anderen Beschwerden erfolgen.

Hanne Marquardt gab 1975 ihr Buch ›Reflexzonenarbeit am Fuß‹ heraus. Sie gilt mit ihrer Schule im europäischen Raum als richtungsweisend in der Reflexzonentherapie an den Füßen.

# Reflexzonentherapie

Grundlage der Reflexzonentherapie ist, wie schon erwähnt, die von Dr. Fitzgerald entdeckte Einteilung des menschlichen Körpers in zehn Zonen. Zweimal fünf Längszonen verlaufen vom Kopf zu den Zehen und ebenfalls vom Kopf zu den Fingern.

Die Einteilung in zehn Zonen hilft uns, alle Reflexe in den Händen und Füßen zu lokalisieren. Jeder Teil des Körpers ist in einem Reflex der Hände und der Füße zu finden – bildlich gesprochen als verkleinertes Abbild in Händen und Füßen angelegt.

Hände und Füße des Menschen sind als zentrale Schaltstelle anzusehen. Alles Geschehen in einer Zone steht in Wechselbeziehung zu dem entsprechenden Organ und der Körperregion dieser Zone.

Reflexologie befaßt sich mit den Nerven, vor allem mit deren feinsten Endungen. Letztere sind in den Händen und Füßen lokalisiert und korrespondieren mit den entsprechenden Körperzonen. Die Nerven unseres Körpers sind das Leitungssystem, mit dessen Hilfe wir zum einen die Reize unserer Umwelt wahrnehmen und auf sie reagieren können. Die Nervenbahnen, die diese Funktion erfüllen, nennt man *zentrales Nervensystem.* Beim Menschen wird dieses Nervensystem vom Gehirn, dem Rückenmark und den von beiden ausgehenden sogenannten peripheren Nerven gebildet, die die gesamte Muskulatur durchziehen.

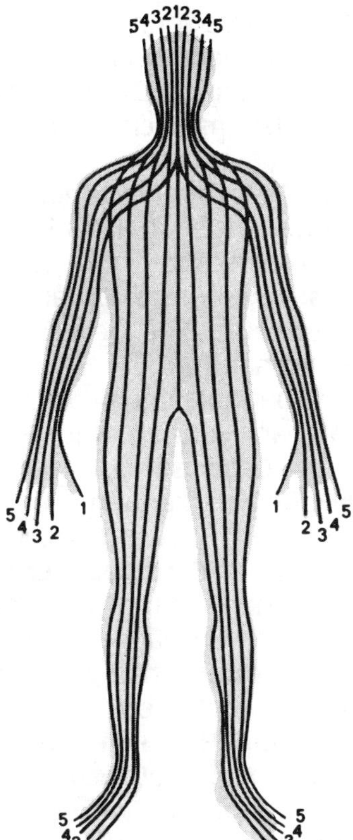

Körperzonen

Daneben besitzen wir noch das *vegetative Nervensystem.* Dieses arbeitet weitgehend selbständig, ist durch Reize von außen nur bedingt erreichbar und steuert vor allem die Arbeit der inneren Organe. Das vegetative Nervensystem ist z.B. für den Herzrhythmus, den Stoffwechsel und die Drüsentätigkeit zuständig.

Wichtigster Nervenknoten des vegetativen Nervensystems ist das Sonnengeflecht *(Solarplexus).* Es liegt zwischen Zwerchfell und Magen. Von hier aus werden die Organe des Bauchs – Magen, Leber, Bauchspeicheldrüse, Dünn- und Dickdarm etc. – gesteuert.

Wenn durch Druck (Reflexzonenmassage) auf das Reflexzonenende beim Patienten ein Schmerzgefühl entsteht, kann es ein Hinweis sein, daß das zugehörige Organ funktionelle Schwächen aufweist. Eine gewisse Störung ist auf jeden Fall vorhanden.

Ein weiterer bedeutsamer Faktor der Reflexzonentherapie an Händen und Füßen ist es, Krankheiten im Organismus unter Umständen schon relativ früh zu erkennen.

Schmerz, Übelkeit, Schwindel usw. sind Warnzeichen des Körpers. Sie signalisieren einen gestörten Gesundheitszustand. Bei Druck auf die Reflexzonenpunkte (an Händen und Füßen) tritt bei einer Störung oder Schädigung des zuständigen Organs ein mehr oder minder starkes Schmerzgefühl auf. Hier kann durch Reflexzonentherapie die Ausscheidung von Schlacken und Giftstoffen angeregt werden. Die Aktivierung der Reflexzonen bewirkt zudem eine vermehrte Durchblutung der Organe. Das führt zu einem verbesserten körperlichen Befinden.

Bei einer schmerzenden Reflexzone kann man auch von einem ›Schrei des Gewebes‹ nach flutender Energie sprechen.

Es gilt also, die gestörten Energieabläufe zu harmonisieren. Es ist nicht der Therapeut allein, der heilt, sondern das Anregen der betreffenden Reflexzonen spricht den Organismus an, sich selbst zu heilen.

Der Patient wird vor Behandlungsbeginn über eventuelle Reaktionen aufgeklärt. Diese Reaktionsphasen stellen keine neuen Befunde dar, sondern sind die Antwort auf die Therapie. Der Organismus fühlt sich angesprochen. Diese Reaktion kann bereits ein Hinweis auf Heilungstendenz sein.

Bei allen Leiden ist eine positive Einstellung des Patienten für den Heilungsprozeß förderlich. Er muß ›gesund werden wollen‹. Positives Denken allein bewirkt schon eine Besserung. Der Patient muß selbst versuchen, die Ursachen seiner Krankheit zu beseitigen.

Durch Druckmassage an der betreffenden Hand- oder Fußzone kann die krankhafte Veränderung an dem dort befindlichen Nervenende (z.B. Ablagerungen) zum Abtransport gebracht werden. Dadurch wird auf die betroffenen Organe und Körperregionen eingewirkt. Es spielt dabei keine Rolle, wie weit diese Zone von der Körperregion entfernt ist, der die Behandlung gilt.

Die Reflexzonenmassage erlangt zunehmende Bedeutung in der Therapie und als Methode der gegenseitigen Selbstbehandlung. Sie ermöglicht den Abbau von Spannungen und bewirkt eine allgemeine Harmonisierung.

Die Reflexzonentherapie hat sich durch ihre Erfolge in der Praxis durchgesetzt. Vieles ist noch nicht meßbar und exakt wissenschaftlich festzulegen. Die medizinisch-wissenschaftliche Forschung beschäftigt sich jedoch intensiv mit Reflexzonentherapie, Akupunktur und Akupressur.

Außer den in Frage kommenden Reflexzonen an der Hand oder am Fuß können die Gelenkpaare im Austausch behandelt werden. In der Medizin ist diese Therapie als *konsensuelle Reaktion* bekannt. So kann z. B. ein defektes Hüftge-

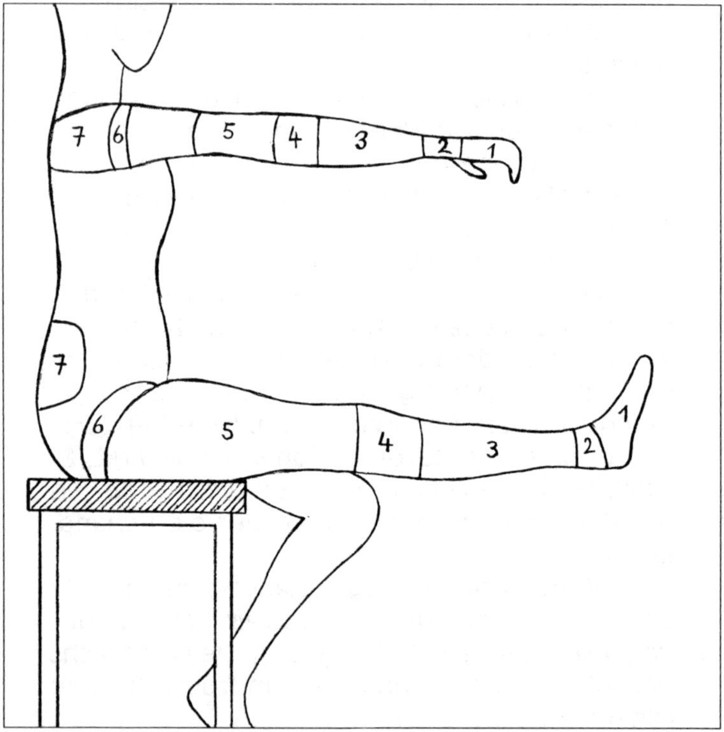

lenk am Schultergelenk behandelt werden. Das funktioniert auch in umgekehrter Weise. Ferner kann ein geschädigtes Kniegelenk am Ellbogengelenk oder ein Fußgelenk am Handgelenk behandelt werden. Auch hier ist selbstverständlich die Behandlung in umgekehrter Reihenfolge möglich.

Die *konsensuelle Reaktion* ist vor allem bei Unfällen, die nicht richtig ausheilen, anzuwenden. Auch unmittelbar nach Operationen. Hierdurch wird eine vermehrte Durchblutung erreicht. Selbstverständlich trifft das auch voll auf die Reflexzonenbehandlung an Händen und Füßen zu. Nach einer Nieren- oder Blasenoperation zeigen sich zum Beispiel häufig Schwierigkeiten beim Urinieren. Durch Massage der Blasenreflexzone an Händen und Füßen kann sich dieser Zustand sofort beheben lassen. Das wird bereits in Kliniken praktiziert.

# Reflexzoneneinteilung der Füße

Das Auffinden der Reflexzonen ist nicht besonders schwierig. Auf den folgenden Seiten finden Sie schematische Darstellungen der Reflexzonen an Fußsohlen, Fußrücken, Innen- und Außenfuß.

Die beiden Fußsohlen in der Mitte zusammengeführt stellen den Menschen dar. Die Zehen sind jeweils der Kopfbereich.

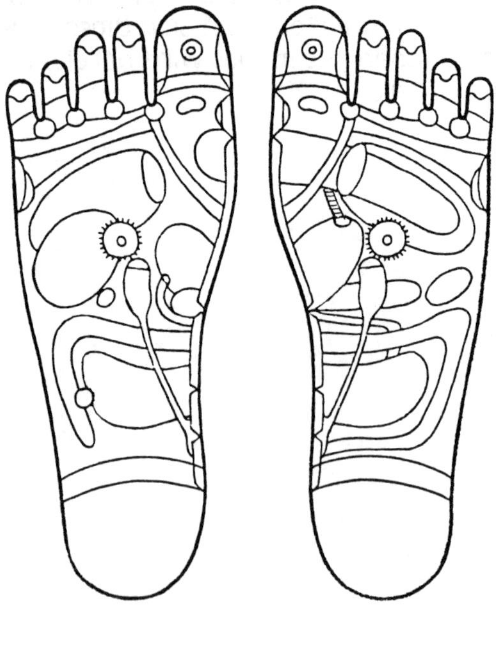

# Sicht- und Tastbefund

Der Patient soll bequem und entspannt liegen. Insbesondere der Teil für Kopf-, Nacken- und Schulterbereich einer Massageliege sollte regulierbar sein. In den modernen Behandlungsstühlen ist für die Knie eine individuelle Einstellmöglichkeit eingebaut. Man kann aber auch mit einer Rolle die Knie unterstützen. Ferner sollte jede Beengung wie Krawatte, Gürtel, Mieder usw. gelockert werden. Einem Frösteln ist durch Zudekken entgegenzuwirken. Man fühlt sich so geborgener.

Eine leicht erhöhte Kopf- und Rückenlagerung ermöglicht es, den Gesichtsausdruck des Patienten zu beobachten – vor allem in bezug auf spontane Schmerzreaktionen.

Vor jeder Erstbehandlung erfolgt ein Sicht- und Tastbefund. Hühneraugen, Schwielen, Verhornungen etc. haben ihre spezielle Aussage. Insbesondere ihre Lage gibt uns Hinweise über das entsprechende Organ (momentane Verfassung). Beim Sichtbefund ist es wichtig, die Hautbeschaffenheit im wahrsten Sinne des Wortes unter die Lupe zu nehmen. Sollte sich ein Fußpilz (Mykose) zeigen, so ist um die befallenen Stellen herum zu therapieren. Wenn sich Narben an den Füßen zeigen, so sind diese als Störfelder zu betrachten. Diese Störfelder kann ein Arzt oder

Heilpraktiker mit Hilfe der Neuraltherapie nach Dr. Huneke ausschalten.

Beim Tastbefund nehmen wir durch Streichungen Kontakt zum Fuß auf. Man fühlt, ob Feuchtigkeit oder Trockenheit besteht, ferner, ob es sich um einen überwärmten oder kalten Fuß handelt. Letzteres läßt auf mangelnde Durchblutung schließen.

Bei manchen Patienten läßt sich eine Beinlängendifferenz von bis zu 2,5cm feststellen. Das bedeutet aber nicht unbedingt, daß die Beine wirklich unterschiedlich lang sind. Die Ursache ist meist in unbeweglichen Kreuz-Darmbeingelenken zu suchen. Der so entstandene Beckentiefstand zwingt die Wirbelsäule zu Kompensationen. Seitliche Verbiegung kann die Ursache für Beschwerden im Organismus sein.

Die Wirbelsäule kann als die ›Trägerin des Lebens‹ angesehen werden. Zwischen je zwei Wirbeln liegt eine Bandscheibe, die die reibungslose Beweglichkeit der einzelnen Wirbel ermöglicht. Im Hohlraum der Wirbel, dem Wirbelkanal, ist das Rückenmark eingebettet.

Die Wirbelsäule ist in Hals-, Brust-, Lendenwirbel, Kreuz- und Steißbein eingeteilt.

An den Fußsohlen sind die Wirbelsäulenzonen an den Innenseiten angelegt.

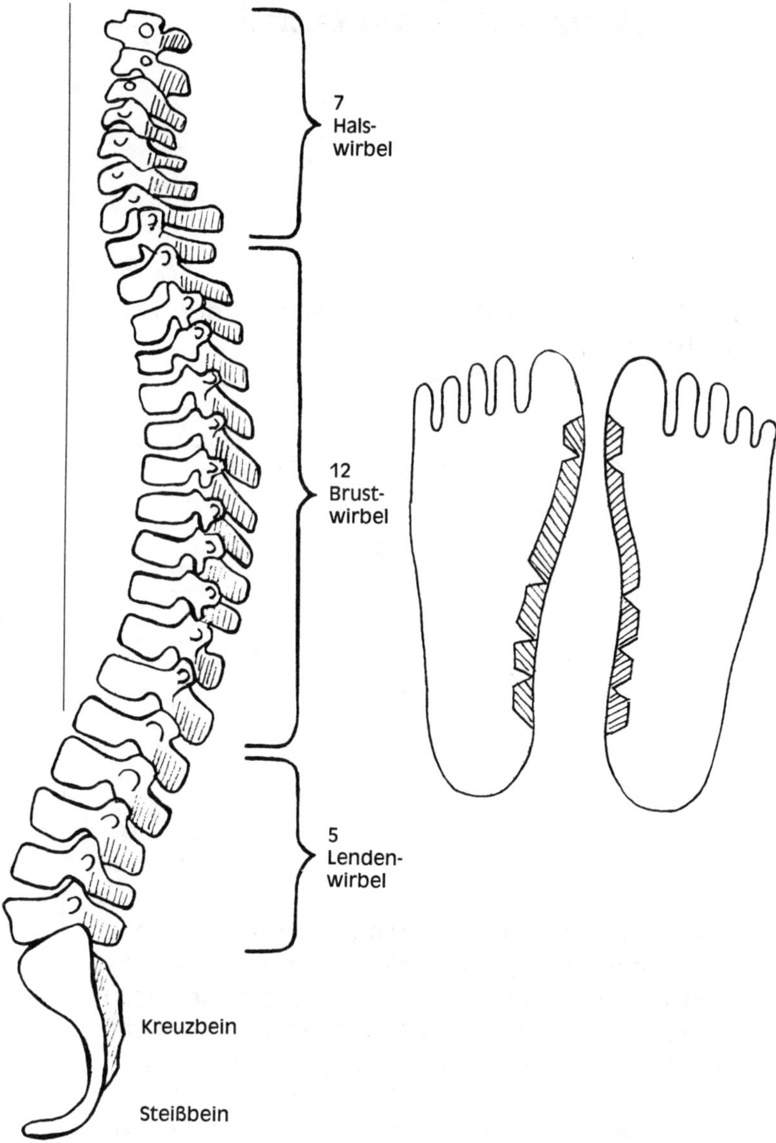
7
Hals-
wirbel
12
Brust-
wirbel
5
Lenden-
wirbel
Kreuzbein
Steißbein

# Behandlungstechnik

Die freie Hand muß den zu behandelnden Fuß abstützen.

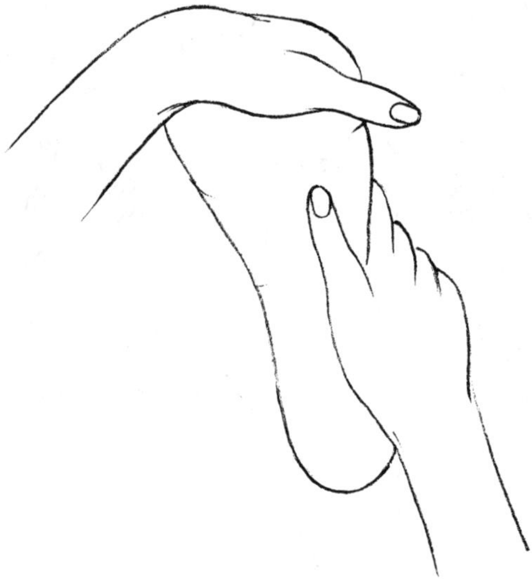

Dies ist wichtig, denn durch den Stützdruck hat die behandelnde Hand die Möglichkeit, den in den Zonen nötigen Druck gezielt anzubringen. Es gibt keine allgemeine Regel für die Intensität des Drucks. Jeder Mensch reagiert anders, wie auch der gleiche Mensch zu verschiedenen Zeiten unterschiedlich darauf ansprechen kann.

Einen nervlich geschwächten Patienten muß man sehr behutsam behandeln; bei ihm regen bereits feine Reize die Heilungstendenz an.

Der Hauptdruck geht vom Daumen aus, wobei die ganze Hand an dem Massagedruck mitbeteiligt ist. Die Therapie erfolgt unter rhythmisch an- und abschwellendem Druck mit dem ersten Daumenglied. Der Daumennagel (selbstverständlich zurückgeschnitten) kommt nicht mit dem Gewebe in Berührung.

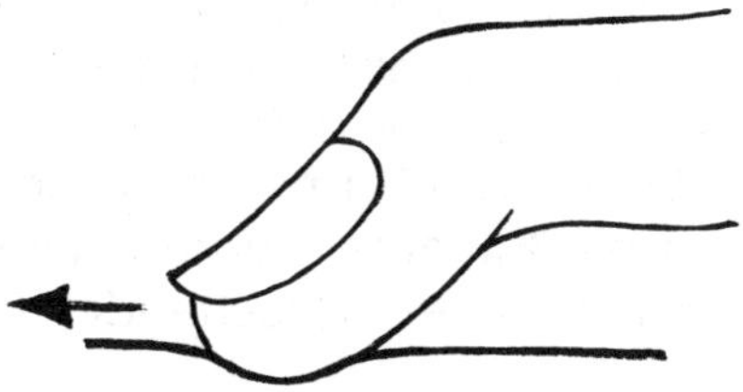

Bei der Massage selbst führt die Hand die Bewegungen gleichmäßig aus. Daumen oder Finger können wechselweise eingesetzt werden. Wichtig ist, daß durch das Abbiegen und Strekken des Daumens oder Fingers eine wellenförmige, ryhthmische Bewegung entsteht. Dabei kann ein unterschiedlicher Schmerz in den Reflexzonen auftreten. Die Reflexzone, die dem erkrankten Organ entspricht, wird nun millimeterweise durchgearbeitet.

Manche Patienten wundern sich, daß viele spitze Punkte, die sie bei der ersten Behandlung spürten, nach einiger Zeit verschwunden sind. Je nach Befund sind sie schon nach zwei oder drei Behandlungen nicht mehr zu spüren.

Bei der Erstkonsultation muß man mit ca. einer Stunde für Diagnose und Therapie rechnen. Die weiteren Behandlungen nehmen je nach Befund 30 bis 40 Minuten in Anspruch (zwei bis dreimal wöchentlich).

Generell sei gesagt, daß man Befunde, die sich nach längerer Behandlungszeit noch nicht deutlich gebessert haben, einem Arzt oder Heilpraktiker überlassen soll.

Bei der heutigen meist ungesunden Lebensweise (Streß, Umwelteinflüsse, Bewegungsmangel usw.) dürfte kaum jemand ohne jeden Befund sein; d.h., daß fast immer Reaktionen bei der Reflexzonenmassage auftreten.

Der *Sedierungsgriff* ist ein gleichmäßiger Druck, der 1 bis 3 Minuten gegeben wird. Es ist ein Festhalten in der entsprechenden Zone.

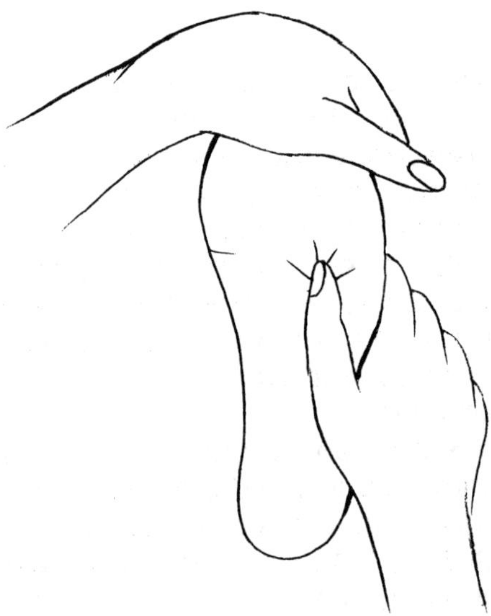

Dieser sedierende Griff wird bei akuten Schmerzen (Verletzungen, Blutungen, Neuralgien, Kolikzuständen, Zahnschmerz) angewendet. Der Anfangsschmerz läßt nach ca. 20 Sekunden nach. Dieser Druck wird mit viel Einfühlungsvermögen vorgenommen. Zwischendurch sind Streichungen zur Entspannung wichtig.

# Ablauf der Fußreflexzonenmassage

Die beiden Füße sind als Einheit zu betrachten, wie auch der Körper nicht in eine isolierte linke und rechte Hälfte geteilt werden kann, sondern ein unteilbares Ganzes bildet.

## Wirbelsäulen- und Gelenkzonen

Man beginnt mit der Zone des Nackens und der Halswirbelsäule. Die Nackenzone wird an der Fußsohle behandelt, während man die Halswirbelsäule an der Randzone (Innenseite des Fußes) therapiert.

Danach wird zunächst an der Fußsohle der Schultergürtel mit dem Schultergelenk (an der Fußaußenseite gelegen) behandelt. Um ganz sicherzugehen, daß alle Verspannungen im Schultergürtelbereich behoben sind, wird dieselbe Zone auch auf dem Fußrücken therapiert. Man massiert über die Oberarmzonen bis zum Ellbogenbereich (an der Außenseite des Fußrückens).

Die Zone der Brustwirbelsäule, die sich bis zur Mitte des Fußes zieht, geht in die Lendenwirbelsäule über. Daran schließen sich Kreuz- und Steißbeinzonen an.

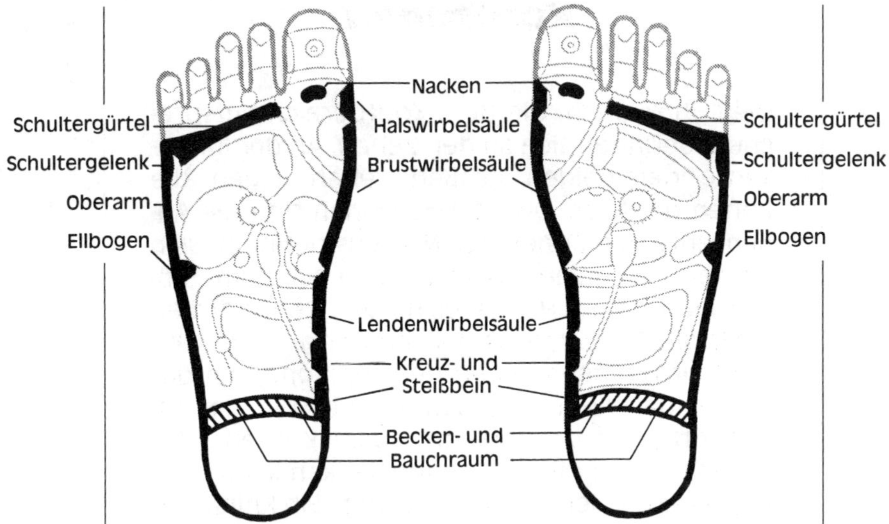


Fußsohle rechts

Fußsohle links

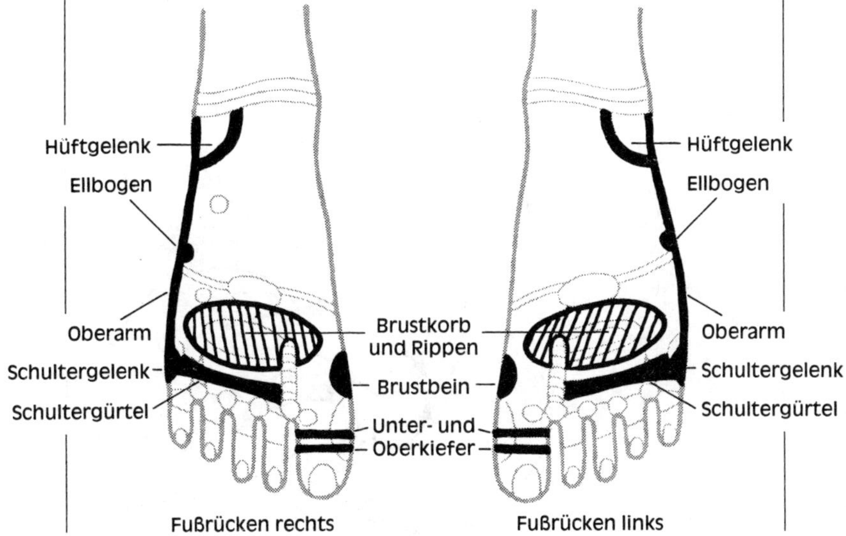


Fußrücken rechts

Fußrücken links

# Kopfzonen

Die Reflexzonen, die dem Kopfbereich entsprechen, befinden sich an den Zehen. An der Innenkante der beiden großen Zehen liegen die Zonen der Nase. Die Schläfenzonen sind die Außenkante. Die Zonen des Nackens befinden sich an den Fußsohlen. Entsprechend auf dem Fußrücken ist der Halsbereich. Der Zehenrücken stellt die Gesichtszone dar. An der großen Zehe beginnt die Behandlung der Kopfzone, um das Schädeldach und das Gehirn über die Hirnanhangdrüse anzusprechen. Das Kreisen der großen Zehe in ihren Grundgelenken kann dem Kopfkreisen gleichgesetzt werden. Ein Knirschen oder Mahlen deutet auf Ablagerungen und damit Bewegungseinschränkungen hin.

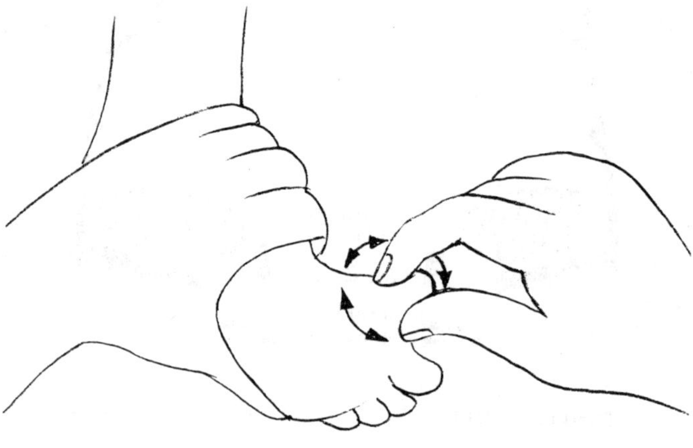

Nach der Behandlung der großen Zehe geht man zu den anderen Zehen über. Um die Kuppe der vier kleinen Zehen sind Stirn- und Kieferhöhlen sowie die oberen Lymphbahnen zu therapieren. Daran schließt sich der Schilddrüsenbereich.

Die Zonen der Zähne sind im Nagelbereich der Zehen angelegt. Sie haben folgende Zuordnung:

mittlere Schneidezähne – große Zehe
seitliche Schneidezähne und Eckzähne – zweite Zehe
vordere Backenzähne – dritte Zehe
hintere Backenzähne – vierte Zehe
Weisheitszähne – kleine Zehe.

Die Oberkieferzonen schließen sich an den Nagelfalz der großen Zehe an. Die Unterkieferzonen werden am mittleren Zehengelenk therapiert. Dort befindet sich auch die Rachenraumzone. Die Massage der weiteren Kopfzonen erfolgt von der zweiten bis zur dritten Zehe, die für die Augenzonen zuständig sind.

**Hinweis:** Da sich die Sehnerven überkreuzen, d.h. der Nerv des rechten Auges zur linken Gehirnhälfte führt, befindet sich auch die Reflexzone des rechten Auges am linken Fuß – und umgekehrt. Dasselbe gilt für die Ohren, die unten seitlich am Zehenhals der vierten und fünften Zehe therapiert werden.

Auf dem Fußrücken, zwischen vierter und fünfter Zehe, liegen die Gleichgewichtszonen. Am Grundgelenk der großen Zehe vor dem Übergang zur zweiten Zehe (am Fußrücken) sind die Gaumenmandeln (Tonsillen) zu behandeln.

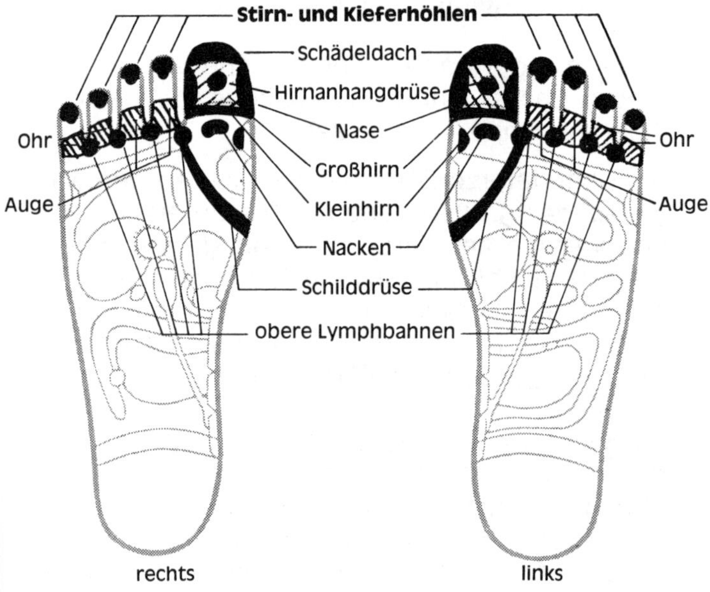
Stirn- und Kieferhöhlen
Schädeldach
Hirnanhangdrüse
Nase
Ohr
Ohr
Großhirn
Auge
Auge
Kleinhirn
Nacken
Schilddrüse
obere Lymphbahnen
rechts
links

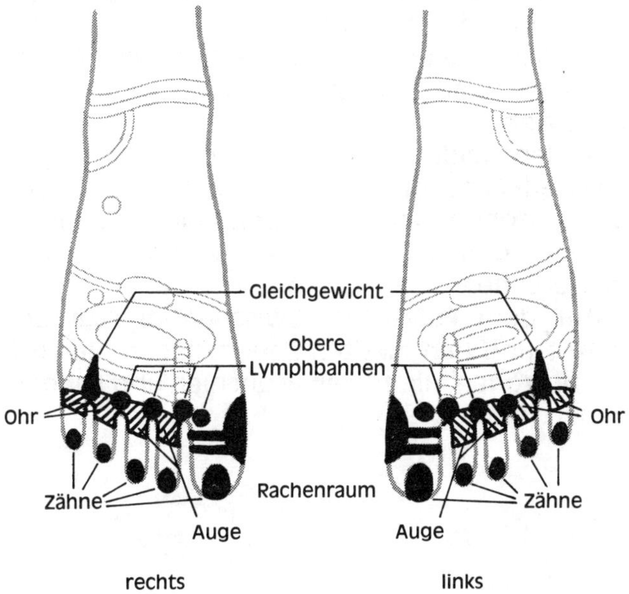
Gleichgewicht
obere
Lymphbahnen
Ohr
Ohr
Zähne
Zähne
Rachenraum
Auge
Auge
rechts
links

## Zonen der Atmungsorgane

Zwischen der großen Zehe und der zweiten Zehe liegt die Speise- und Luftröhrenzone. Letztere führt zu den Bronchien- und Lungenzonen an der Fußsohle. Dort wird auch das Sonnengeflecht therapiert. Alle diese Zonen sind auch am Fußrücken zu behandeln. Da ist auch die Zwerchfellzone zu finden.

Die Massage beginnt mit der Zone des Nasen-Rachen-Raumes, die sich um die innere große Zehe zieht.

In den beiden Fußsohlen zeigen sich ab der zweiten Zehe die Bronchienbereiche mit den Lungenzonen und den Sonnengeflechtzonen, die auf dem Fußrücken den Zwerchfellzonen entsprechen.

Auf dem Fußrücken, zwischen den großen Zehen und den zweiten Zehen, liegen die Luftröhrenzonen, die zu den Bronchien und Lungenzonen führen.

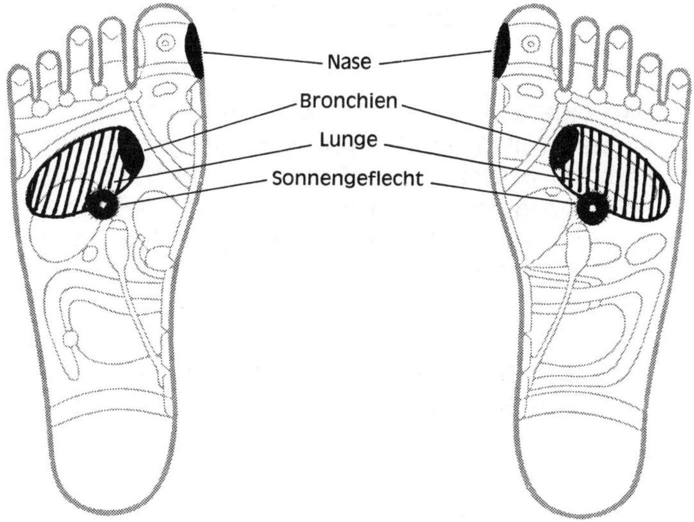


rechts links

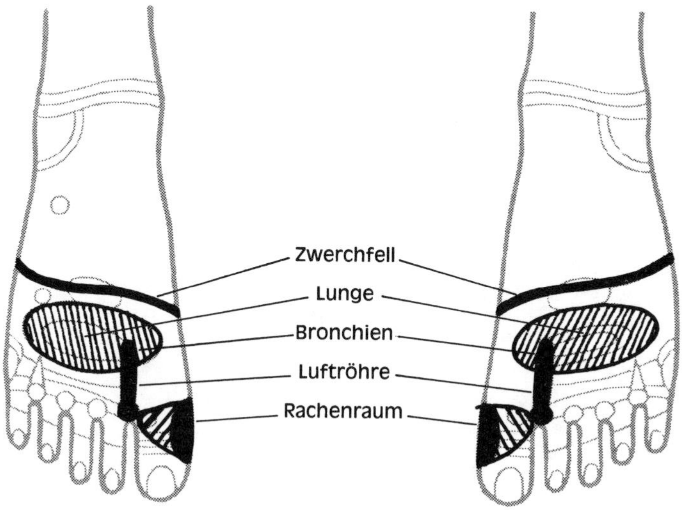


rechts links

## Herzzonen

Die eigentlichen Herzzonen liegen zu einem kleinen Teil in der rechten Fußsohle, zum größeren Teil in der linken Fußsohle, die noch eine Herzbezugszone aufweist. Diese gesamten Zonen werden therapiert. Auf dem Fußrücken des linken Fußes zeigt sich nochmals eine Herzbezugszone, die den Blutkreislauf beeinflußt.

**Hinweis:** Diese Herz-Kreislauf-Zone darf nur mit mäßigem Druck behandelt werden.

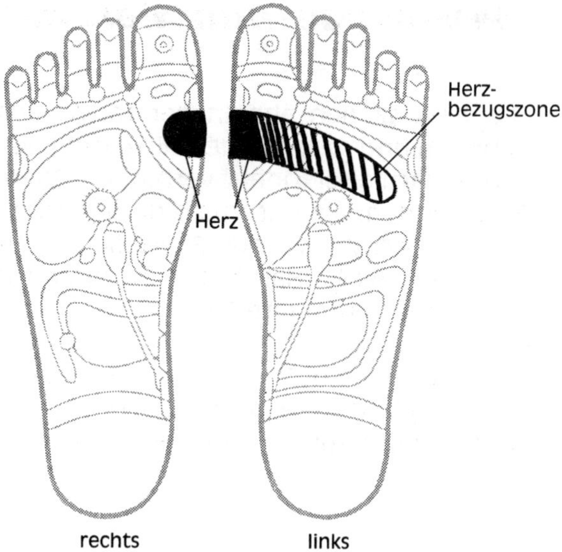
Herz-
bezugszone
Herz
rechts
links

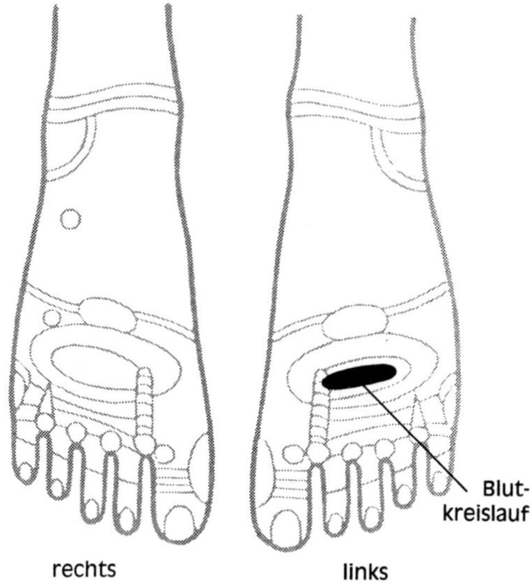
Blut-
kreislauf
rechts
links

## Harnwege- und Nierenzonen

Die Nierenzonen ähneln der tatsächlichen Nierenform und sitzen in der Mitte der Fußsohle.

Die Harnleiterzonen verbinden Nieren- und Blasenzonen, die unterhalb der inneren Knöchel (an der Innenseite der Füße) liegen. Von dort wird über Blase, Harnleiter zur Niere therapiert (siehe auch Abb. Seite 50).

**Hinweis:** Hier befinden sich auch die unteren Wirbelsäulenzonen, die stets bei Nieren- und Blasenbefunden mit zu therapieren sind.

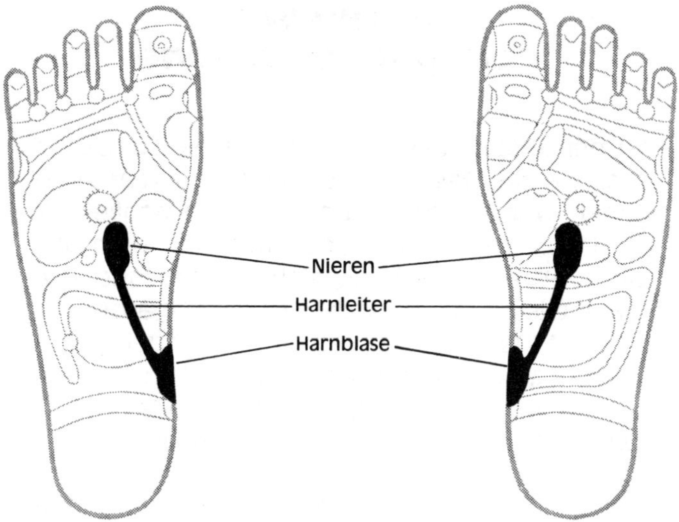


rechts links

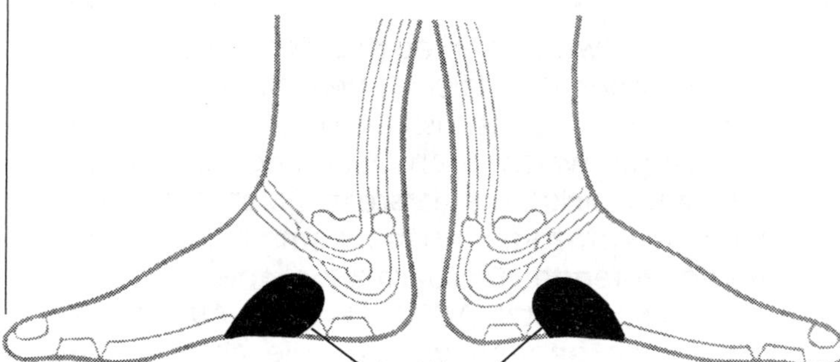


rechte Innenseite linke Innenseite

## Zonen der Verdauungsorgane

An der linken Fußsohle folgt auf die Speiseröhrenzone die des Mageneingangs *(Kardia).* Diese Zonen werden zuerst behandelt. Anschließend wird der linke Magenzonenanteil mit dem größeren Anteil der Bauchspeicheldrüsenzone *(Pankreas)* therapiert. Danach wird die Magenzone – an der Innenseite des rechten Fußes gelegen – bis zum Magenausgang *(Pylorus)* behandelt, und dann wird der kleinere, von der Magenzone überlappte Teil der Bauchspeicheldrüsenzone therapiert.

Nun erfolgt die Massage der großen Leberzone mit der Gallenblasenzone.

Danach werden die Darmzonen behandelt. Man beginnt am rechten Fuß an der Zone des Magenausgangs, des Magenpförtners, und geht zur Zwölffingerdarmzone, die sich bis zur Mitte des linken Fußes zieht und in die Dünndarmzone mündet.

An der Außenseite des rechten Fußes beginnt man ab Fußwurzelgebiet mit der Massage des aufsteigenden Dickdarms. Etwas höher liegt die Zone des Blinddarms zusammen mit der der Ileozökalklappe, welche den Übergang vom Dünndarm zum Dickdarm darstellt. Folgt man dem Weg der Darmzone entlang, kommt man in die querverlaufende Dickdarmzone, die sich im linken Fuß fortsetzt. Auf der rechten Außenseite nach unten gehend verläuft die absteigende Dickdarmzone. Die Zone des S-förmigen Dickdarms leitet über in das Rektal-Anal-Gebiet.

**Hinweis:** Letztere ist eine wichtige Zone, die sich oft schmerzhaft zeigt. Hier werden z.B. Hämorrhoiden therapiert.

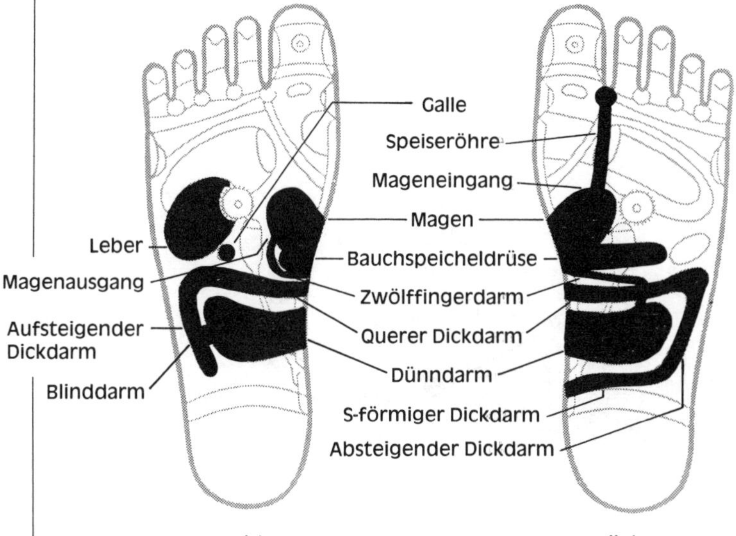

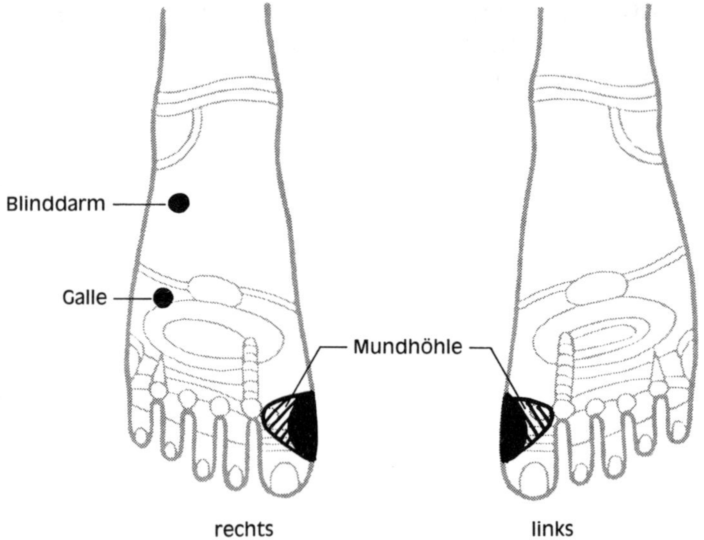
Blinddarm
Galle
Mundhöhle
rechts
links

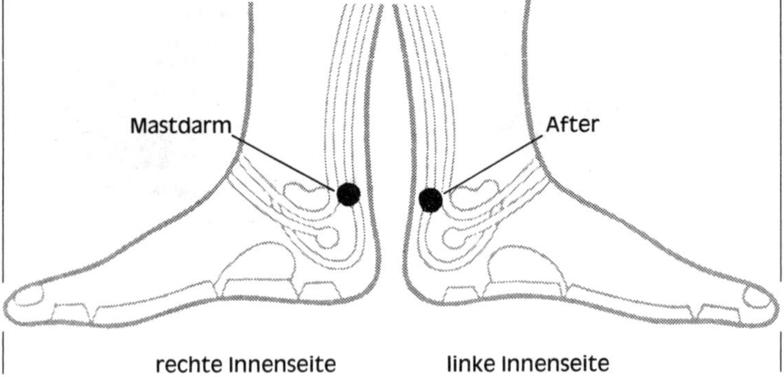
Mastdarm
After
rechte Innenseite
linke Innenseite

# Drüsenzonen

Die Reflexzonenmassage der Drüsen mit innerer Sekretion erstreckt sich auf die Hirnanhangdrüse *(Hypophyse)*, Schilddrüse, Nebennieren, Bauchspeicheldrüse sowie die weiblichen und männlichen Geschlechtsorgane. Die Nebenschilddrüse sitzt anatomisch der Schilddrüse auf, hat aber mit deren Funktion nichts zu tun. Die Nebenschilddrüse ist für den Kalkstoffwechsel des Organismus von entscheidender Bedeutung.

Man beginnt mit der Massage der Hirnanhangdrüse (Hypophysenzone). Danach wird die Schilddrüsenzone behandelt.

**Hinweis:** Schilddrüsenzone erst ab der dritten Behandlung vorsichtig therapieren.

Danach werden die Nebennierenzonen behandelt. Die Bauchspeicheldrüsenzonen befinden sich in der Fußmitte. Alle Reflexpunkte der innersekretorischen Drüsen werden an der Fußsohle therapiert.

Die Gebärmutter- und Prostatazonen liegen an der Innenseite der Füße. Von dort aus therapiert man über die Eileiter- oder Leistenkanalzonen bis zur Außenseite, wo sich die Zonen der Eierstöcke oder Hoden befinden. Die gesamten Zonen vorsichtig behandeln.

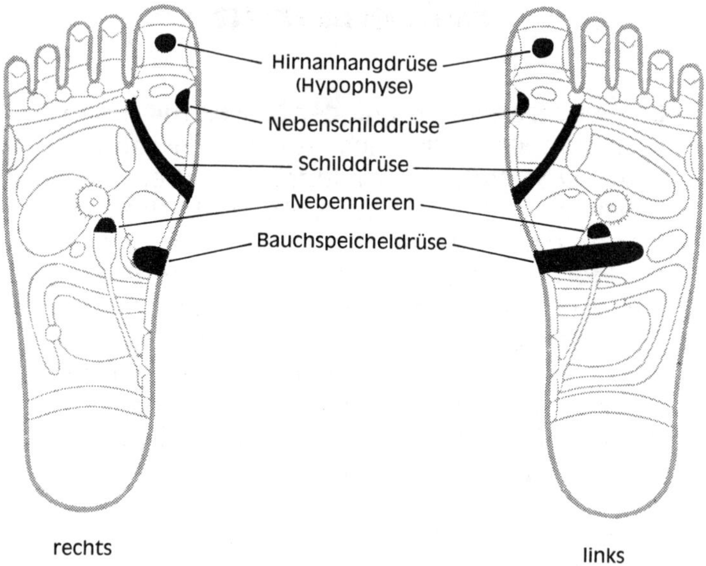
Hirnanhangdrüse
(Hypophyse)
Nebenschilddrüse
Schilddrüse
Nebennieren
Bauchspeicheldrüse
rechts
links

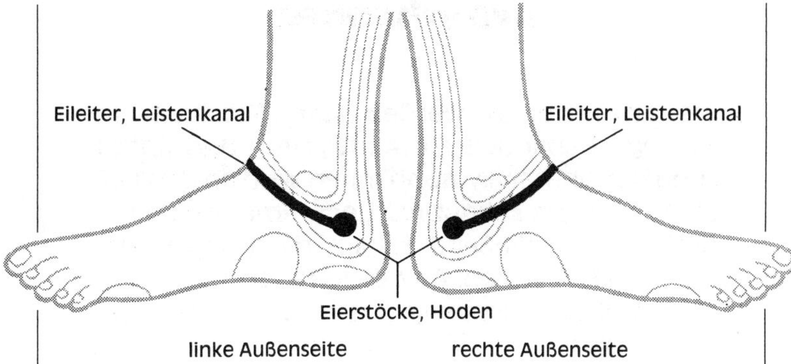
Eileiter, Leistenkanal
Eileiter, Leistenkanal
Eierstöcke, Hoden
linke Außenseite
rechte Außenseite

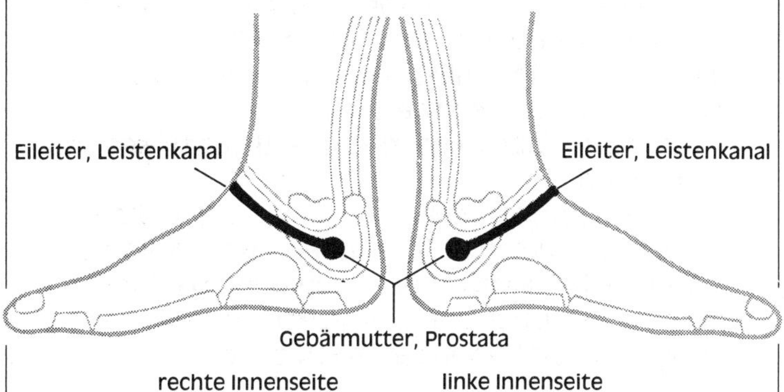
Eileiter, Leistenkanal
Eileiter, Leistenkanal
Gebärmutter, Prostata
rechte Innenseite
linke Innenseite

# Lymphzonen

Die Lymphzonen werden zum Abschluß der Massage behandelt. Zu Aktivierung und Entgiftung der oberen Lymphbahnen wird an den Fußsohlen um die Zehenzwischenräume herum therapiert. Anschließend folgen die Lymphzonen auf dem Fußrücken. An den Reflexzonen, die für die Schultern zuständig sind (Fußsohle), werden die Lymphknoten der Achselhöhle behandelt. Sie befinden sich gleichfalls auf dem Fußrücken.

Die Blinddarmzone und die Ileozäkalklappe sind nur in der rechten Fußsohle zu finden. Dort wird auch mit der Massage der rechten Achsellymphknoten begonnen. Man wechselt dann in die Milzzone im linken Fuß, wo man zuvor die Achsellymphknoten therapiert.

Auf dem Fußrücken sind die Brustdrüsen zu behandeln.

Die Lymphknotenzonen der Leistenbeuge ziehen sich um das Sprungbein, gehen von da aus in die Beckenlymphbahnen über. Die Lymphbahnen der Oberschenkel gehen ab eine Handbreit über das Fersenbein nach oben.

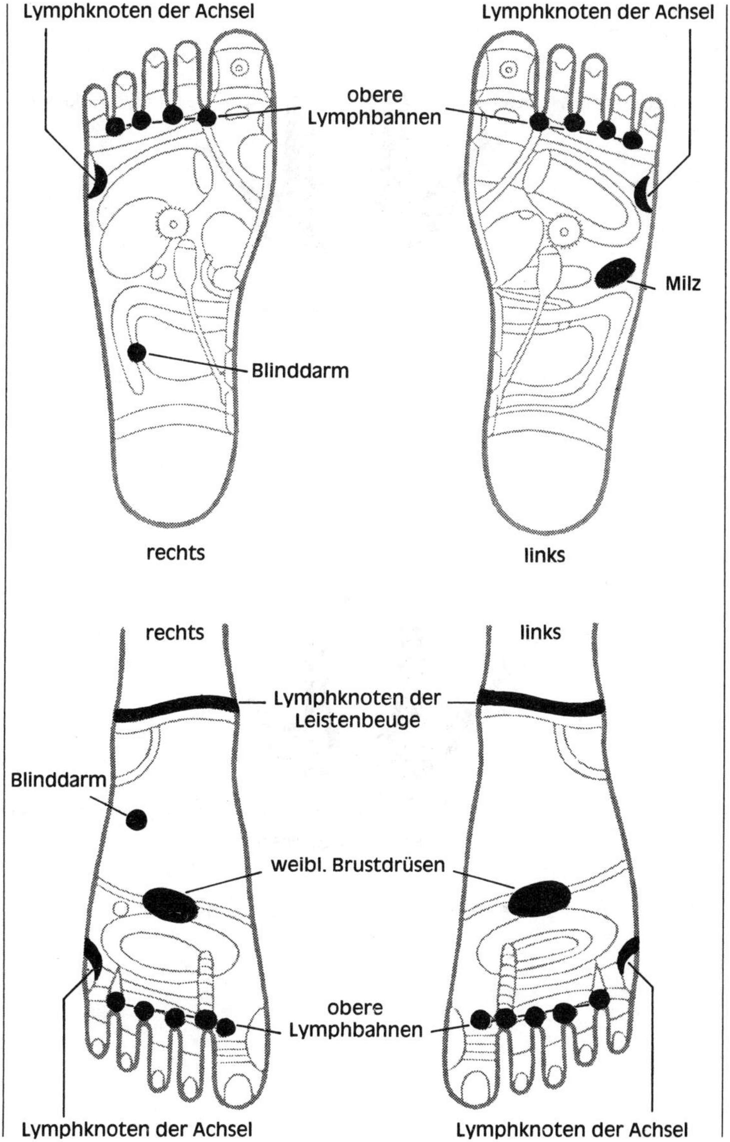
Lymphknoten der Achsel
Lymphknoten der Achsel
obere
Lymphbahnen
Milz
Blinddarm
rechts
links
rechts
links
Lymphknoten der
Leistenbeuge
Blinddarm
weibl. Brustdrüsen
obere
Lymphbahnen
Lymphknoten der Achsel
Lymphknoten der Achsel

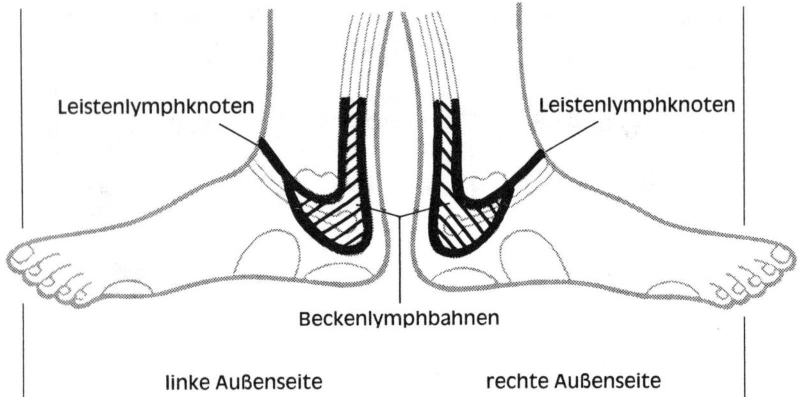
Leistenlymphknoten
Leistenlymphknoten
Beckenlymphbahnen
linke Außenseite
rechte Außenseite

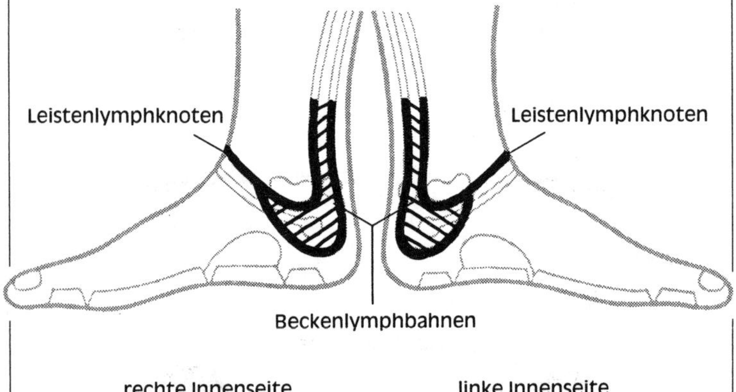
Leistenlymphknoten
Leistenlymphknoten
Beckenlymphbahnen
rechte Innenseite
linke Innenseite

# Verschiedene Griffolgen

In diesem Kapitel werden einige Griffolgen, die sich in der Praxis bewährt haben, vorgestellt; außerdem wird die Behandlung einzelner Zonen genauer erklärt.

# Wirbelsäule

Das ›Ausziehen‹ der gesamten Wirbelsäulenzonen ist äußerst wichtig für die Bandscheiben. Alle Befunde lassen sich dann weniger schmerzhaft therapieren.

Man nimmt den Vorderfuß in die rechte Hand und hält ihn fest, zugleich hält die linke Hand den hinteren Teil des Fußes. Dann zieht man den Fuß mit beiden Händen in entgegengesetzte Richtungen.

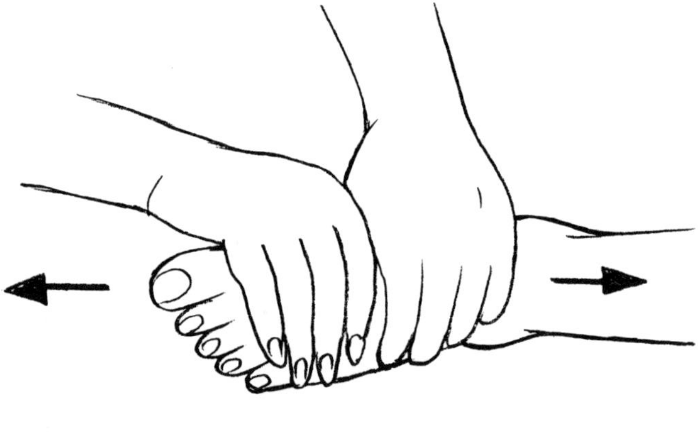

# Kopfzonen

Um Bewegungseinschränkungen des Kopfes zu behandeln, therapiert man zunächst die großen Zehen. Man nimmt eine der großen Zehen zwischen Daumen, Zeige- und Mittelfinger und zieht sie etwas heraus. In einer ausladenden Kreisbewegung wird dann vorsichtig zweimal nach rechts und zweimal nach links gedreht und verfährt ebenso mit den anderen Zehen.

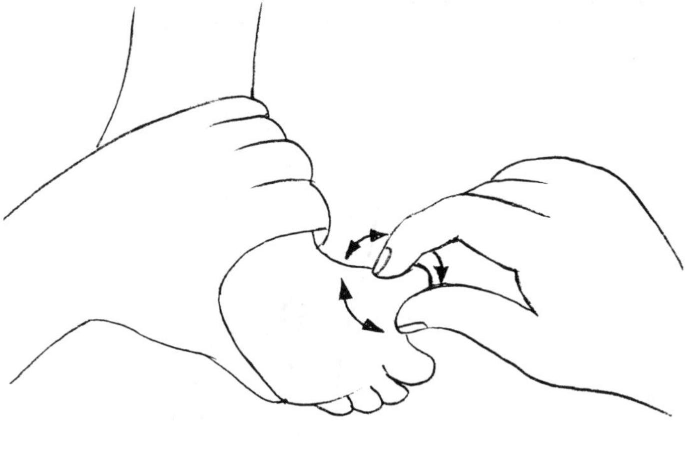

# Harnwege- und Nierenzonen

Den Nieren-Blasen-Bereich behandelt man von den Blasenzonen aus an den beiden Innenseiten der Füße. An den Blasenzonenbereich schließen sich die Harnleiterzonen an. Wenn man den oberen Teil des zu behandelnden Fußes nach hinten spannt, läßt sich gut die Sehne ertasten. Sie verläuft vom Ballen der großen Zehe zur Ferse. Vor der Sehne werden Blase und Harnleiter therapiert. Im oberen Teil der Harnleiterzonen treten häufig Schmerzen auf, die durch Verspannungen entstehen können. Etwas oberhalb der Fußmitte wird auf der anderen Seite der Sehne die Behandlung der Nierenreflexzone fortgesetzt. Hier ist mit Vorsicht zu therapieren. *(Nierensteine!)*

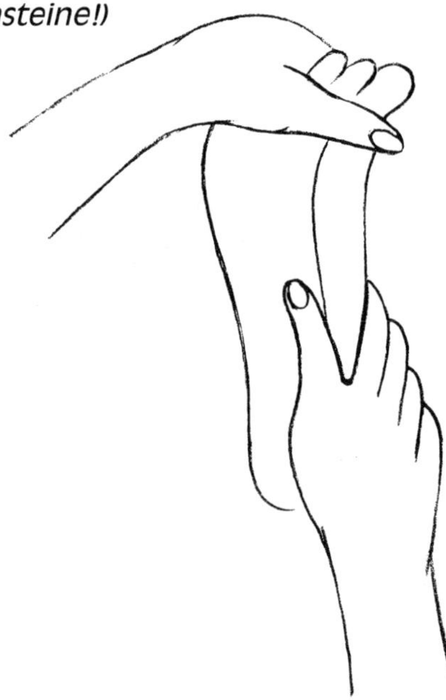

## Sonnengeflechtzonen

Der Griff mit dem Daumen in die Sonnengeflechtzone *(Solarplexus)* wirkt entspannend und beruhigend.

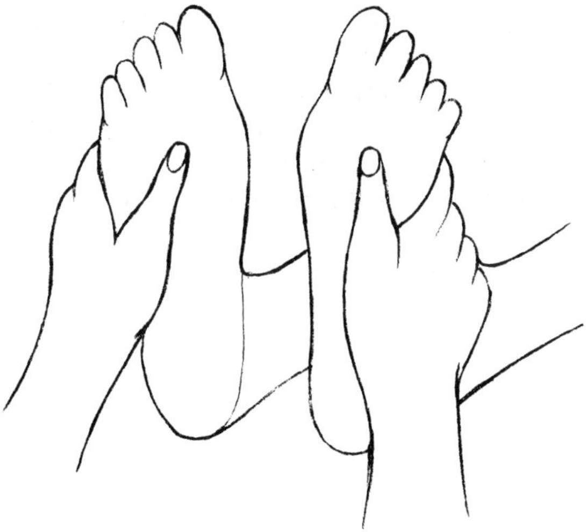

Anatomisch liegt der Solarplexus zwischen Zwerchfell und Magen und ist wichtigster Nervenknoten des vegetativen Nervensystems. Die Sonnengeflechtszonen sind im linken und rechten Fuß. Hier therapiert man ohne kräftigen Druck, beruhigt dadurch den verkrampften und abgehetzten Patienten.

Die Zone des Sonnengeflechts ist unsere innere Uhr, die meist zu schnell geht. Der allgemeine Streß!

**Hinweis:** Durch die Atmung kann die Harmonisierung des Solarplexus noch vertieft werden. Bei der Einatmung wird ein leichter Druck mit beiden Daumen in die Sonnengeflechtszonen gegeben. Wenn die Ausatmung einsetzt, wird mit dem Druck nachgelassen. Es ist darauf zu achten, daß man – wie auf der Zeichnung rechts zu sehen – den oberen Nasengang bewußt benutzt. Dabei wird die Luft vorgewärmt, und die Flimmerhärchen in der Nase reinigen die eingeatmete Luft von Bakterien und Fremdkörpern. Nur durch die ›obere Nasenatmung‹ werden die feinen Nervenenden zum Gehirn angeregt.

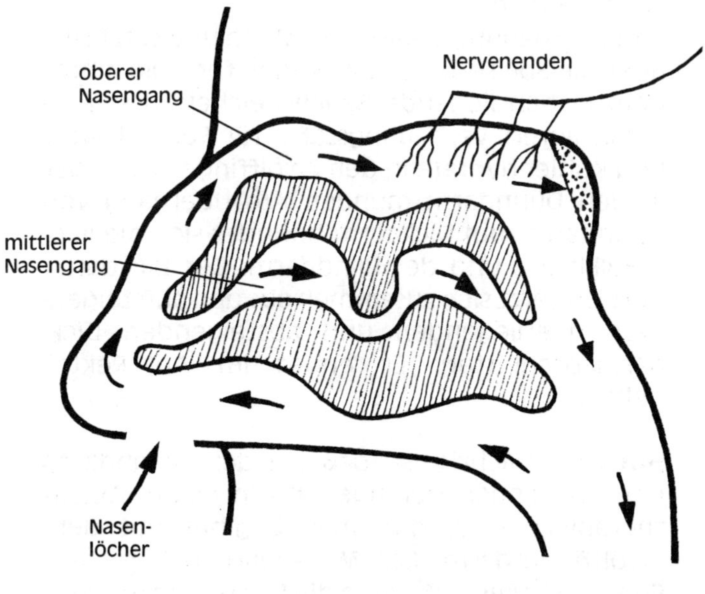
oberer
Nasengang
Nervenenden
mittlerer
Nasengang
Nasen-
löcher

# Verdauungsablauf

Zu einem großen Problem für den modernen Menschen wird die Giftstoffausscheidung. Giftstoffe werden in erster Linie von den Nieren über Harnleiter und Blase wie auch über die Haut, die Leber und Gallenblase und den Darm ausgeschieden.

Die Verdauung beginnt im Mund und setzt sich über die Speiseröhre zum Magen fort. Die hinter dem Magen liegende Bauchspeicheldrüse *(Pankreas)* liefert Verdauungssäfte für Fette, Eiweiß und Kohlenhydrate in den Zwölffingerdarm, der in den Dünndarm mündet. Am Übergang von Dünndarm zum Dickdarm befindet sich die Ileozökalklappe und der Blinddarm. Der Dickdarmbereich setzt sich zusammen aus den aufsteigenden, querliegenden und absteigenden Dickdarmabschnitten. Er endet im Anal-Rektal-Gebiet.

**Hinweis:** Wichtig ist, daß bei der Behandlung der Darmzonen durchgehend in einem Ablauf therapiert wird, d.h. man beginnt mit dem Zwölffingerdarm (ab Magenausgang) rechter Fuß zum linken Fuß; dann die Dünndarmzonen in (beiden Füßen); abschließend den aufsteigenden, querliegenden und absteigenden Dickdarmzonen bis Rektal-Anal-Gebiet.

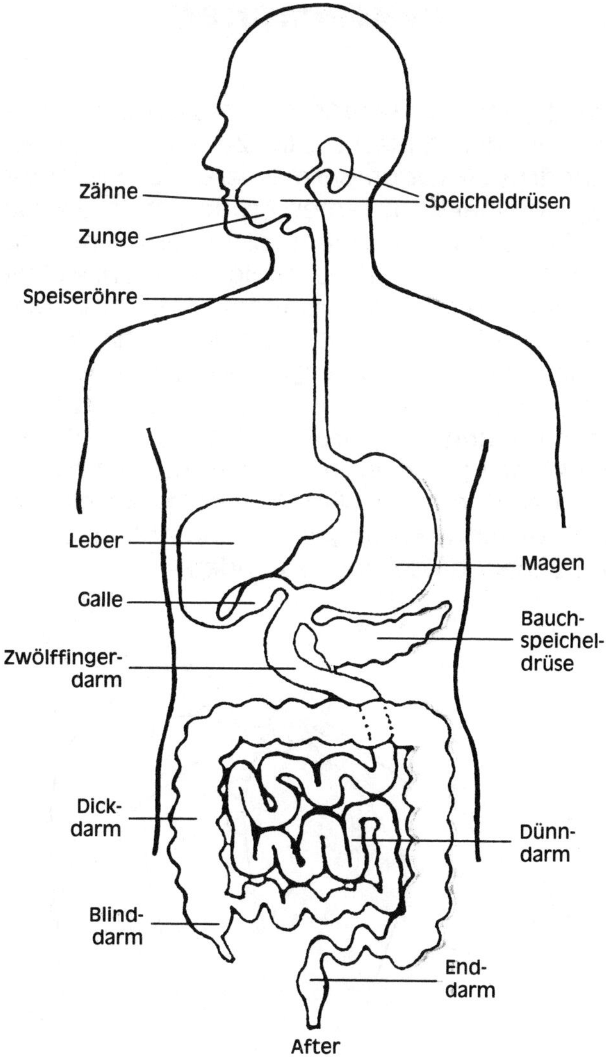
Zähne
Zunge
Speiseröhre
Speicheldrüsen
Leber
Magen
Galle
Bauch-
speichel-
drüse
Zwölffinger-
darm
Dick-
darm
Dünn-
darm
Blind-
darm
End-
darm
After

# Drüsenzonen

Um die innersekretorischen Drüsen zu aktivieren, werden zunächst die Zonen der Hirnanhangdrüse *(Hypophyse)* massiert. Die Hypophyse liegt in einer knöchernen Grube der Schädelbasis. Sie besteht aus einem Vorder- und Hinterlappen. Beide Lappen sondern Hormone ab, welche die übrigen Drüsen der inneren Sekretion regulieren und beeinflussen. Die Hirnanhangdrüse nimmt damit eine übergeordnete Stellung ein. Die Zonen der Hypophyse befinden sich in den Daumen und den großen Zehen; der Reflexpunkt ist sehr klein. Man betrachte einmal die Daumen und die großen Zehen: Im Mittelpunkt der konzentrisch angelegten Hautrillen ist die Hirnanhangdrüsenzone zu finden.

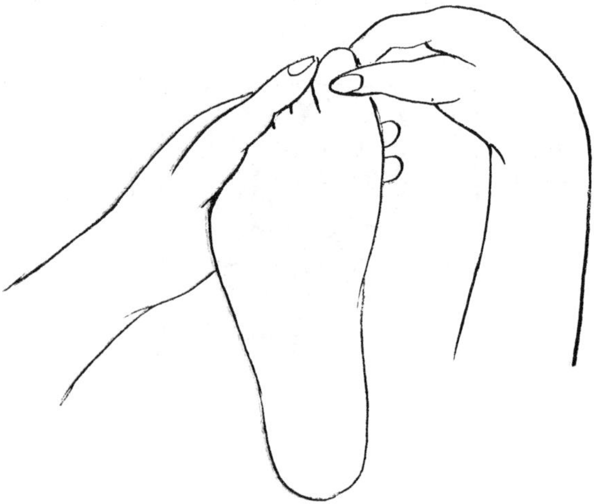

Die Reflexpunkte von Uterus oder Prostata, ebenso die der Eierstöcke oder Hoden, ergeben sich aus der Halbierung des Abstandes zwischen Knöchel und Ferse, und zwar auf der Innen- und Außenseite des Fußes (s. Abb. unten). Man kann vom Reflexpunkt am Außenfuß (Eierstöcke oder Hoden) zum Reflexpunkt am Innenfuß (Uterus oder Prostata) hin massieren. Die Reflextherapie kann auch in umgekehrter Richtung, also vom Innenfuß zum Außenfuß, erfolgen. Die Massage wird dabei immer über den Fußrist (Eileiter oder Leistenkanalzone) durchgeführt.

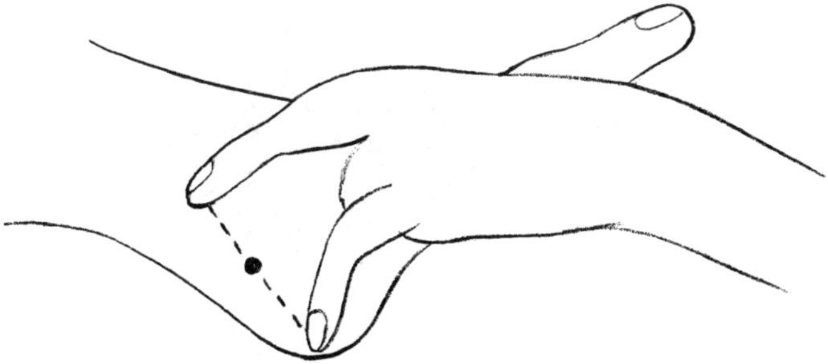

# Lymphzonen

Das Ausziehen der sogenannten ›Schwimmhäute‹ zwischen den Zehen ist sehr wichtig. Dabei werden insbesondere die oberen Lymphbahnen zu einem besseren Lymphfluß angeregt.

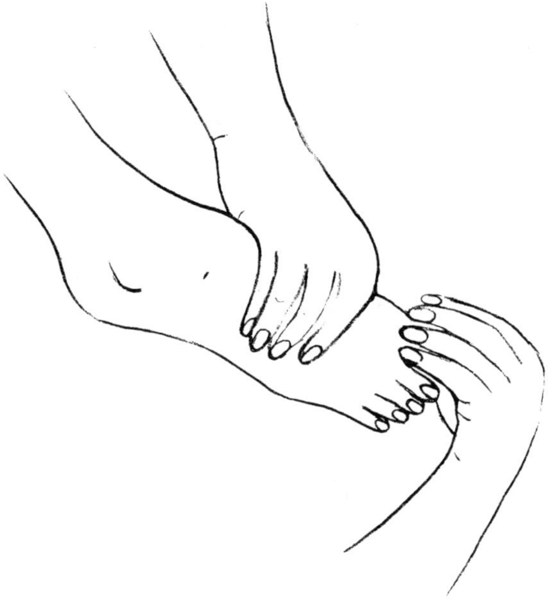

Das Lymphsystem ist als Transportorgan zwischen Blut und Gewebe geschaltet. Auf ihrem Weg durch den Körper passiert die Lymphe zahlreiche Lymphknoten. In diesen Lymphknoten werden bestimmte weiße Blutkörperchen, die Lymphozyten, gebildet und mit der Lymphe weitertransportiert. Die Lymphozyten haben die Fähigkeit, Gifte aus dem Blut zu neutralisieren und Bakterien abzuwehren. Die Milz ist das größte Lymphorgan.

**Hinweis:** Die Lymphgefäße und die Haut in der Ellenbeuge sind ein guter Indikator. Sie zeigen uns, was unsere Haut gut verträgt. Man reibt eine kleine Menge der in Frage kommenden Kosmetika, Heilsalben, Öle oder Tropfen in der Ellenbeuge ein. Zeigt sich eine Rötung, Schwellung, Bläschenbildung oder Juckreiz, sollte man dieses Mittel nicht verwenden.

# Der Zirkelgriff

Mit dem Daumen an der Innenseite des Fußes und den vier Fingern an der Außenseite geht man mit einem zirkelnden Griff ab Fersenbein an den hinteren Sehnen ungefähr eine Handbreit nach oben. Damit werden die Beckenorgane, das Urogenitalsystem und die Darmzonen zu einer besseren Durchblutung angeregt.

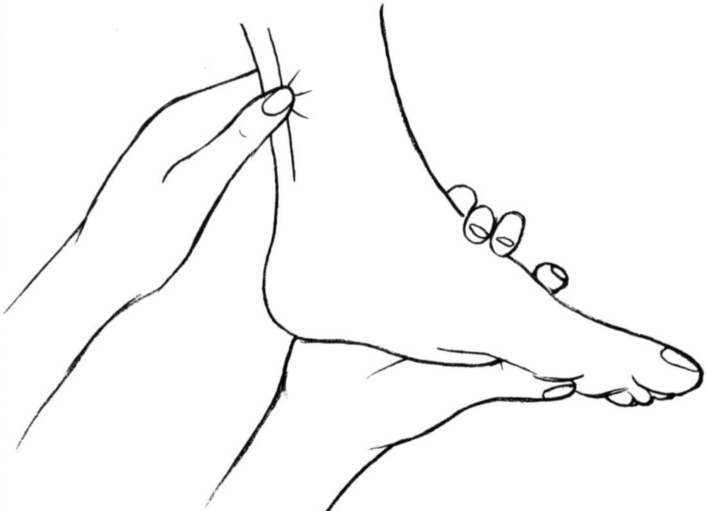

# Gegenanzeigen (Kontraindikationen)

Jeder Therapie sind Grenzen gesetzt, so auch der Reflexzonentherapie.

Unter die Krankheiten, die mit der Reflexzonentherapie nicht behandelt werden dürfen, fallen selbstverständlich Infektionskrankheiten, ferner operative Krankheitszustände, schwere körperliche Befunde (u. a. Krebs).

Auch Brand (Gangrän) entsteht häufig an den Zehen. Er kann als Folge von Durchblutungsstörungen auftreten und darf mit Reflexzonentherapie nicht behandelt werden. In der Hauptsache sind davon ältere Menschen mit Arterienverkalkung betroffen. Bei Kriegsverletzungen (etwaige im Organismus verkapselte Granatsplitter) ist Vorsicht angebracht. Durch den therapeutischen Reflex könnten die Splitter zu wandern beginnen.

Die Venen- und Lymphentzündungen sind im akuten Stadium von der Reflexzonentherapie ausgeschlossen.

Ebenso ist das Sudecksche Syndrom (krankhafte Veränderungen der Knochen und des Gewebes, verursacht durch Nervenfehlfunktionen) nicht mit der Reflexzonentherapie zu behandeln.

# Indikationen von A – Z (Füße)

Im folgenden finden Sie eine Auflistung verschiedener Indikationen. Die Hinweise für die zu behandelnden Reflexzonen der Füße (abgekürzt RZ) stellen Vorschläge dar, die auf jahrelanger praktischer Erfahrung in der Reflexzonentherapie beruhen. Selbstverständlich können diese Vorschläge nicht jedem individuellen Fall gerecht werden. Bei schweren akuten Erkrankungen sollte immer ein Arzt aufgesucht werden. Siehe Gegenanzeigen (Kontraindikationen Seite 61).

**Akne**

RZ: Leber, Galle, Blase, Harnleiter, Niere, Nebenniere, obere Lymphbahnen.

Akne ist ein Zeichen mangelhafter Entgiftung, Ernährung überprüfen! (Schokolade, gehärtete Fette usw. meiden).

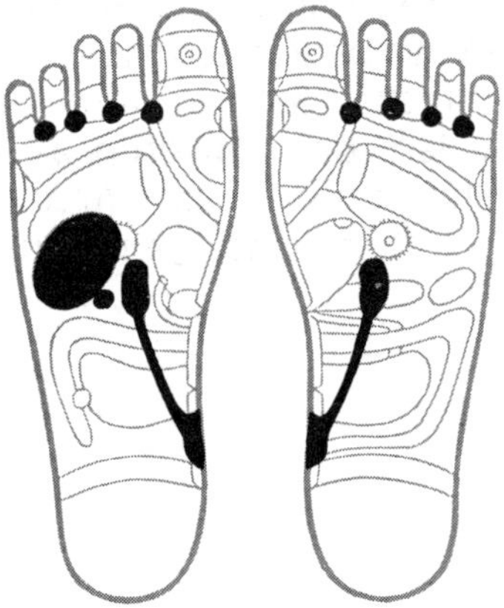

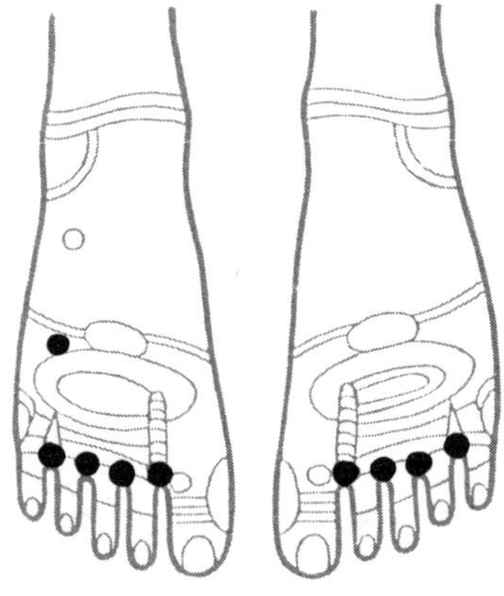

**Armschmerzen**

RZ: Nacken, Wirbelsäule, Schultergürtel, Schultergelenk, obere Lymphbahnen.

Auch am gegenüberliegenden Arm behandeln oder lokal am seitengleichen Bein (s. Abb. Seite 14).

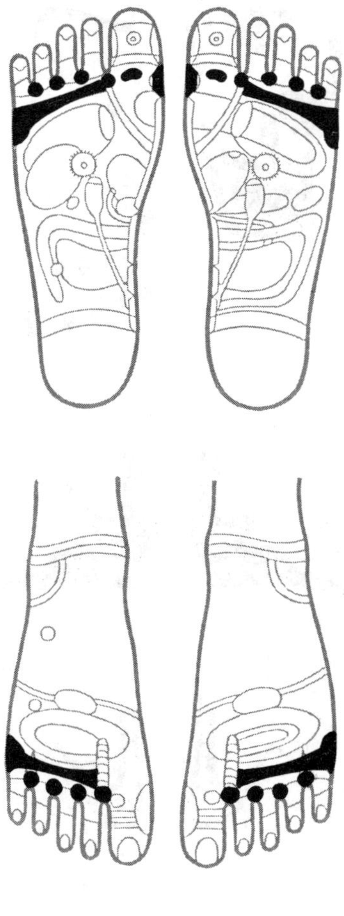

**Arthritis – Arthrose**

RZ: Magen, Leber, Galle, Nebenhöhlen, Zähne, Blase, Harnleiter, Niere, Wirbelsäule, Dünn- und Dickdarm, Milz, Nebennieren, obere Lymphbahnen und Beckenlymphbahnen, Gelenkzonen (vor allem die Zonen des schmerzenden Gelenks).

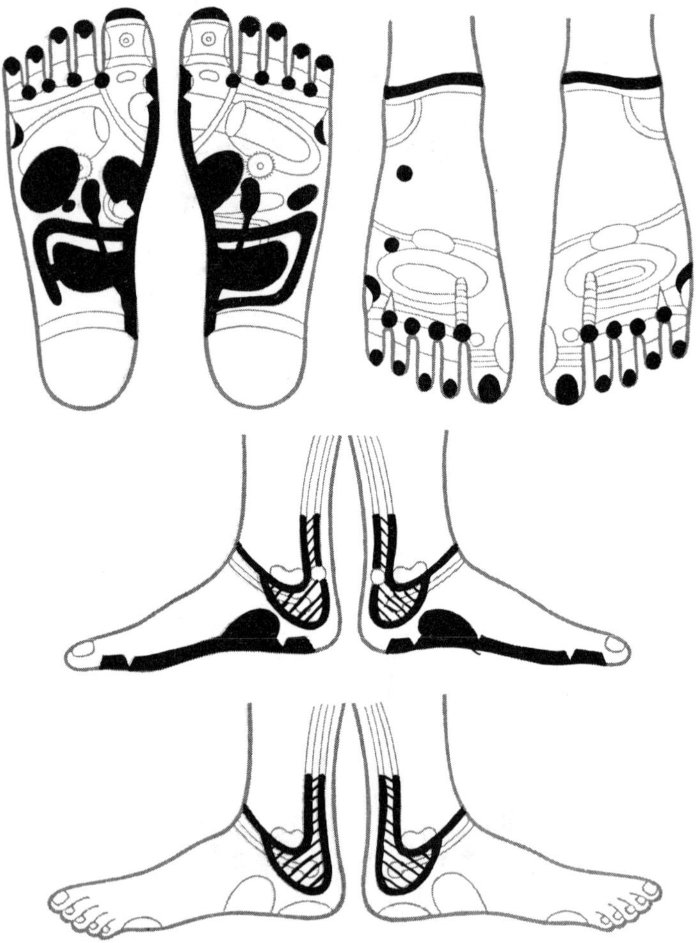

**Atembeschwerden**

RZ: Kopfbereich, Großhirn, Luftröhre, Bronchien, Lunge, Zwerchfell, (eventuell Magen, Herz, Nase, Wirbelsäule, Kreislauf).

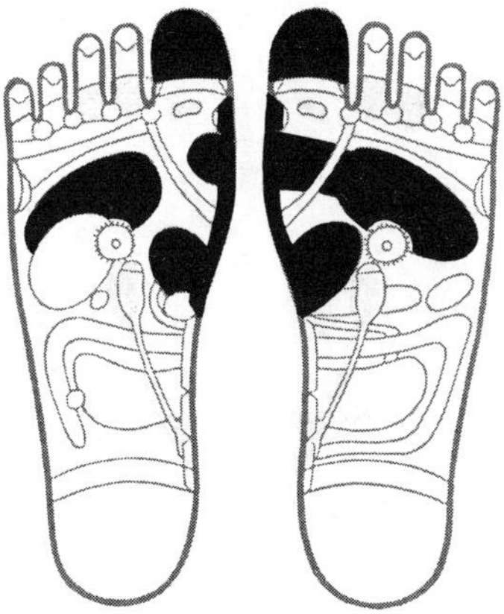

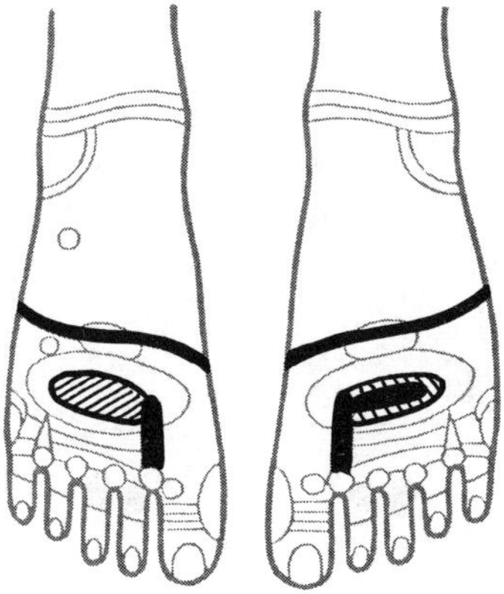

**Augenstörungen**
RZ: Blase, Harnleiter, Niere, Nacken, vor allem Augen.

Beachten Sie bitte: RZ des linken Auges am rechten Fuß, RZ des rechten Auges am linken Fuß.

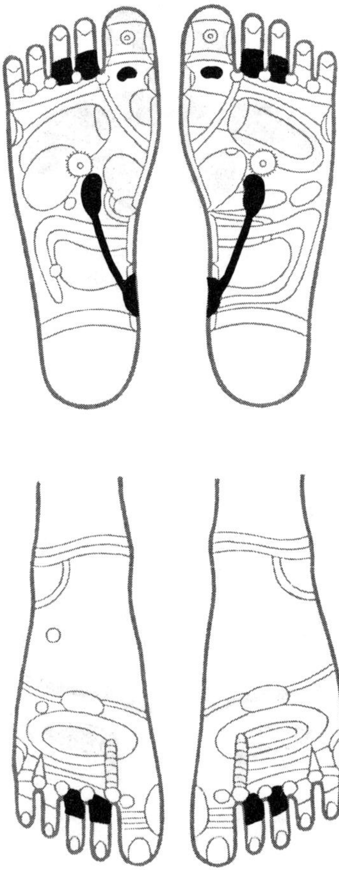

**Bandscheibenbeschwerden**
RZ: Gesamte Wirbelsäule erst ausziehen (s. Kapitel ›Verschiedene Griffolgen‹). Dann Wirbel um Wirbel behandeln; außerdem Blase, Harnleiter, Niere, Leber, Galle, Magen, Dünn- und Dickdarm.

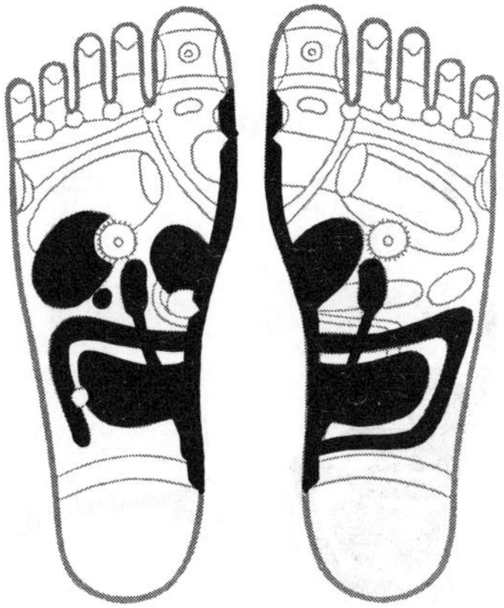

**Bauchschmerzen**

RZ: Magen, Zwölffingerdarm, Dünn- und Dickdarm mit Ileozökalklappe, Wirbelsäule, Leber, Galle, Sonnengeflecht, Zwerchfell, Hypophyse, Bauchspeicheldrüse, Nebenniere, Mastdarm, After.

Ernährung und Lebensgewohnheiten überprüfen.

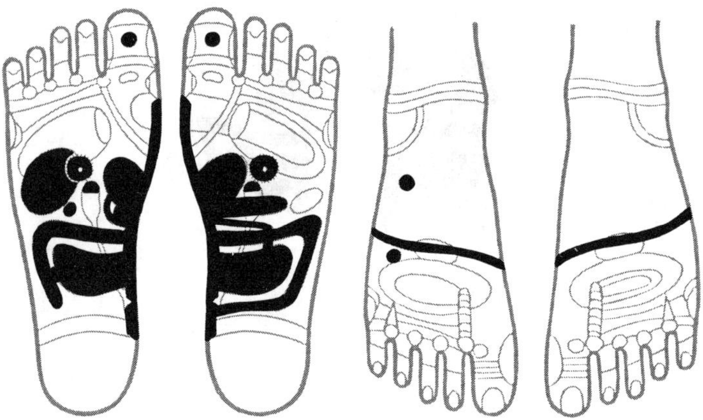

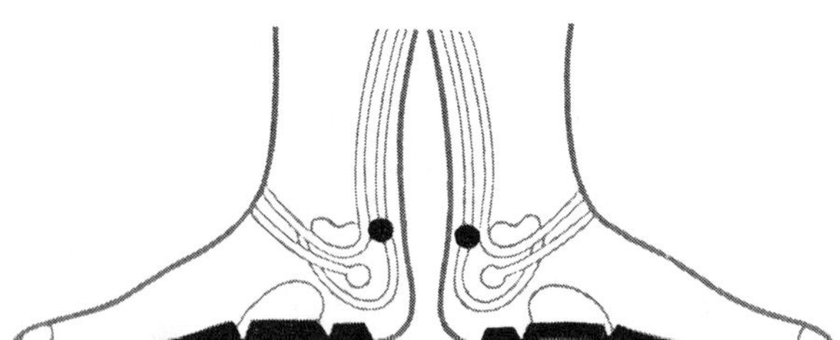

**Beine** (geschwollen)
RZ: Blase, Harnleiter, Niere, Herz, Kreislauf, Wirbelsäule, Beckenlymphbahnen oder lokal am seitengleichen Arm (s. Abb. Seite 14).

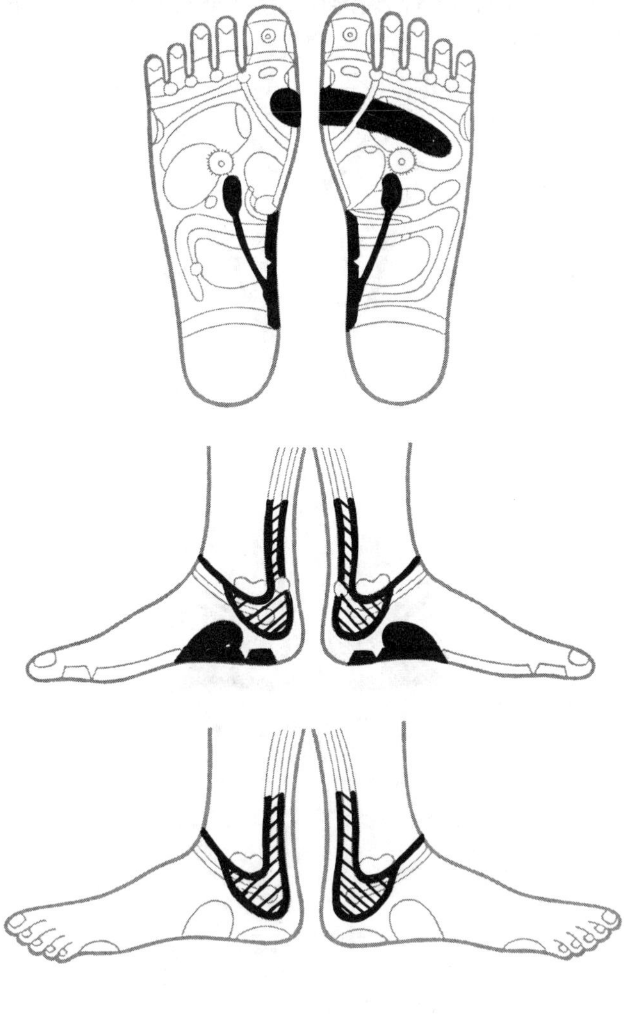

**Bettnässen**

RZ: Blase, Harnleiter, Niere, Wirbelsäule, Sonnengeflecht, Zwechfell, Hypophyse, Schilddrüse, Nebenschilddrüse, Bauchspeicheldrüse, Genitalbereich, Beckenlymphbahnen.

Eventuell Erdstrahlen oder Wasseradern abschirmen!

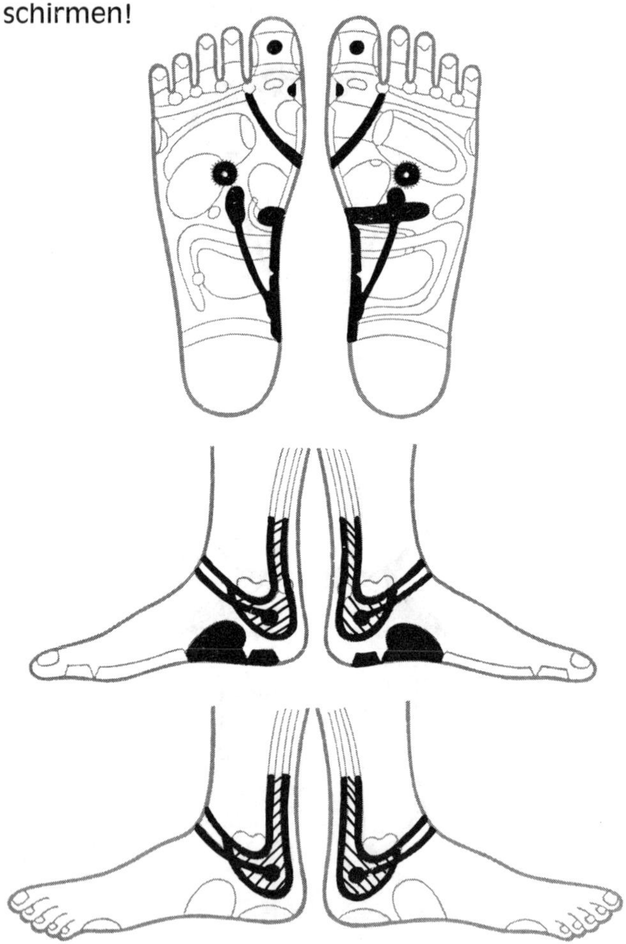

**Blasenreizung**

RZ: Blase, Harnleiter, Niere, Milz, Wirbelsäule, Sonnengeflecht, Zwerchfell, Genitalbereich, Beckenlymphbahnen.

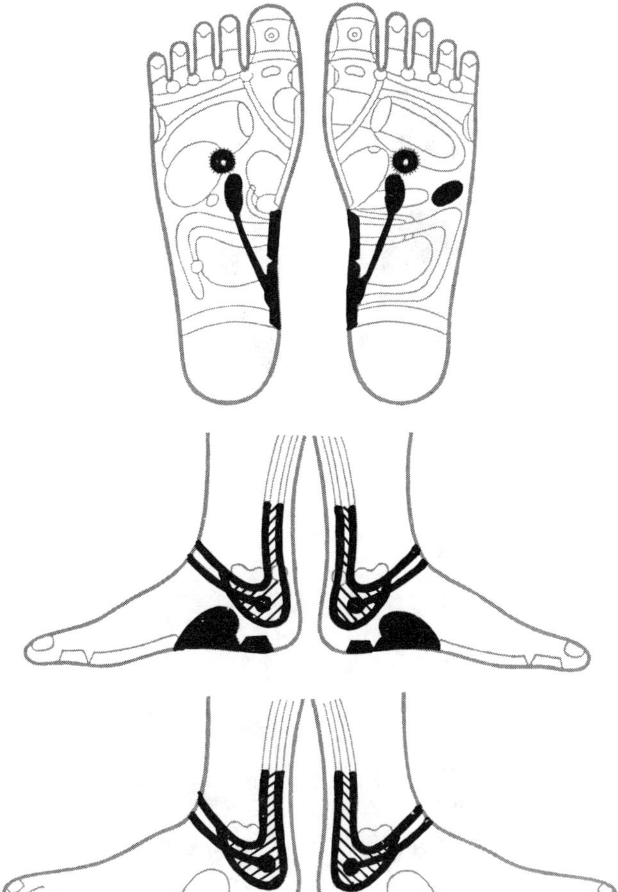

**Brennende Füße**

RZ: Blase, Harnleiter, Niere, Leber, Galle, Herz, Blutkreislauf, obere Lymphbahnen.

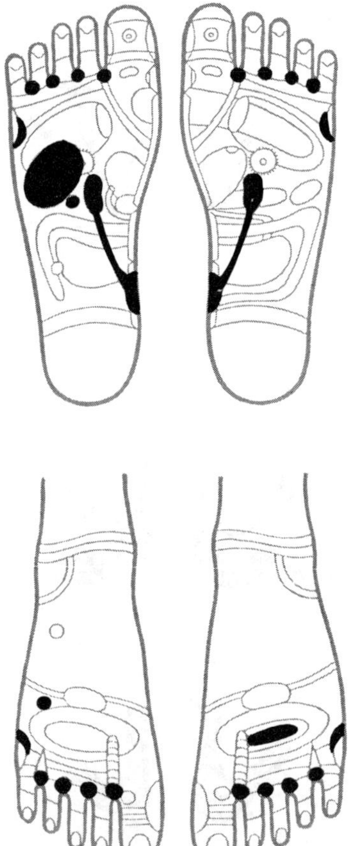

**Bronchitis**

RZ: Luftröhre, Bronchien, Lunge, Schultergürtel, Leber, Galle, Blase, Zwerchfell, Dick- und Dünndarm, Nebenschilddrüse, Milz, Nebenniere, Genitalbereich, obere Lymphbahnen.

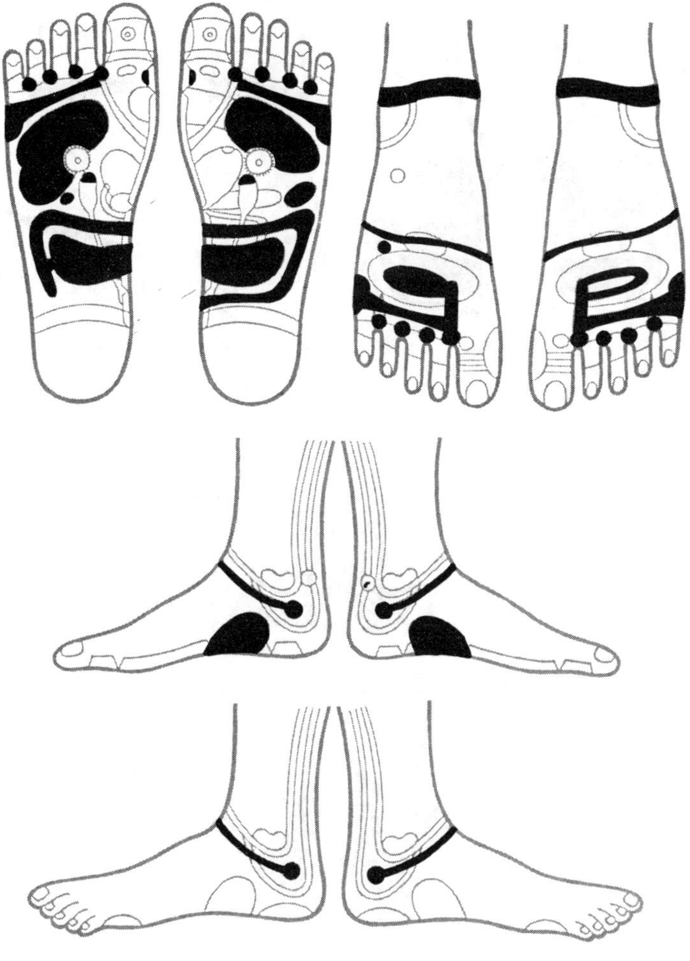

**Darmschleimhautentzündung**

RZ: Alle Darmzonen, Magen, Leber, Galle, Wirbelsäule, Bauchspeicheldrüse, Nebenniere, Schilddrüse, Hypophyse, Sonnengeflecht, Zwerchfell, Genitalbereich, Beckenlymphbahnen.

Ernährung umstellen!

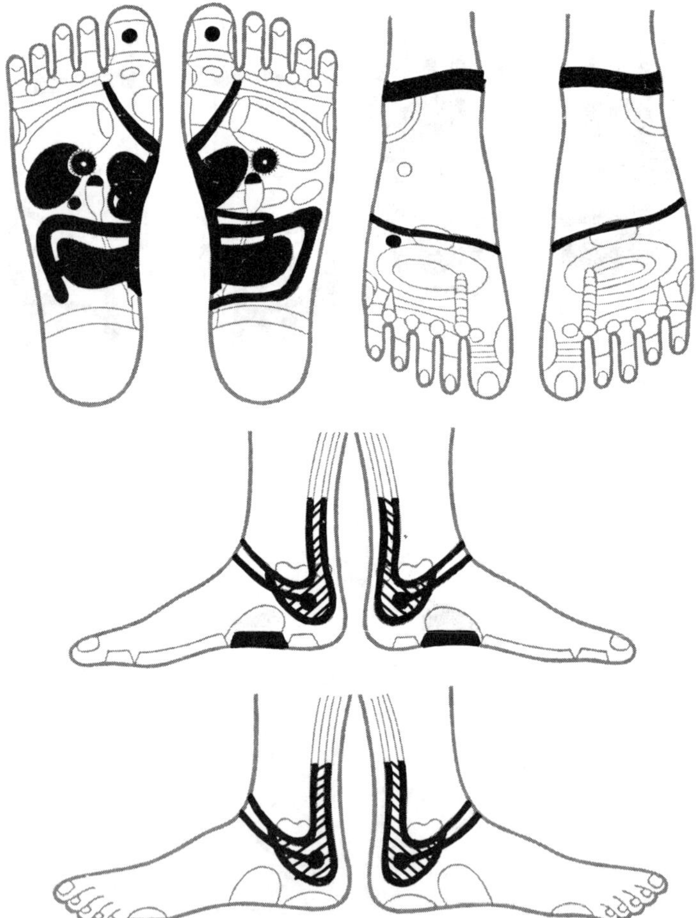

**Durchblutungsstörungen** (peripher)
RZ: Leber, Galle, Wirbelsäule, Schultergürtel, Dünn- und Dickdarm, Sonnengeflecht, Zwerchfell, Bauchspeicheldrüse, Beckenlymphbahnen.

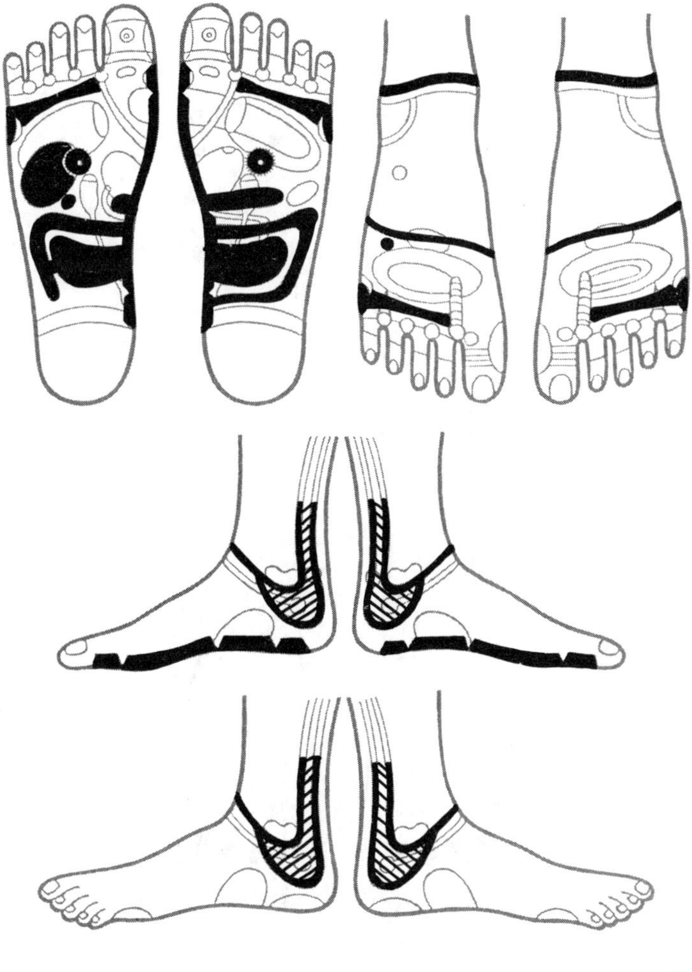

**Eisenmangel**
RZ: Milz, obere Lymphbahnen.

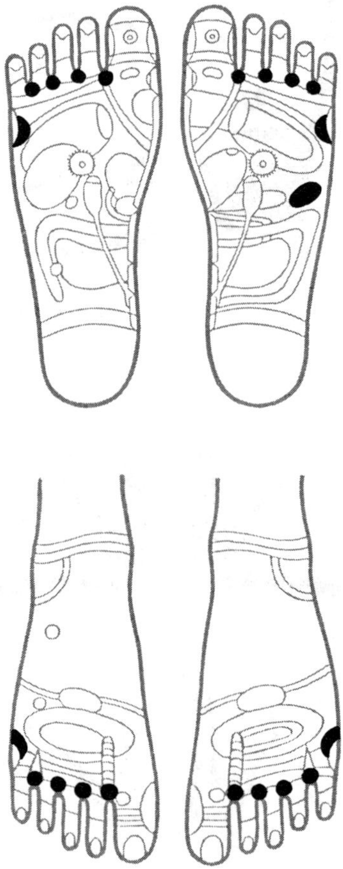

**Fieber**
RZ: Hypophyse, Mandeln, Milz, Ileozökalklappe, obere Lymphbahnen.

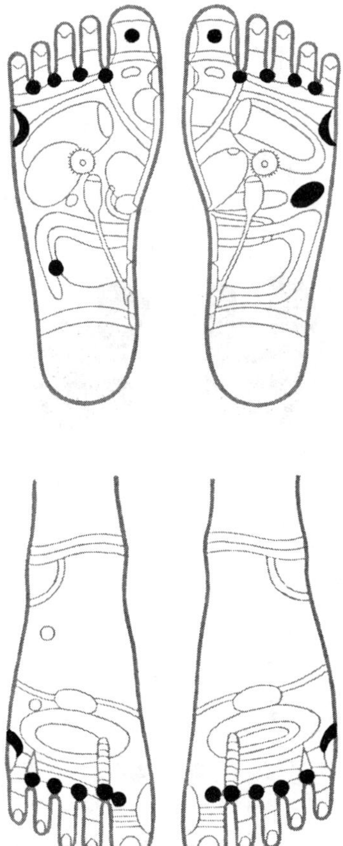

**Fingernägel** (brüchig)
RZ: Leber, Galle, Magen, gesamte Darmzonen, Mastdarm, After, Nebenschilddrüse, Bauchspeicheldrüse.

Eventuell liegt ein Mangel an Kalzium oder Kieselsäure (Silicea) vor.

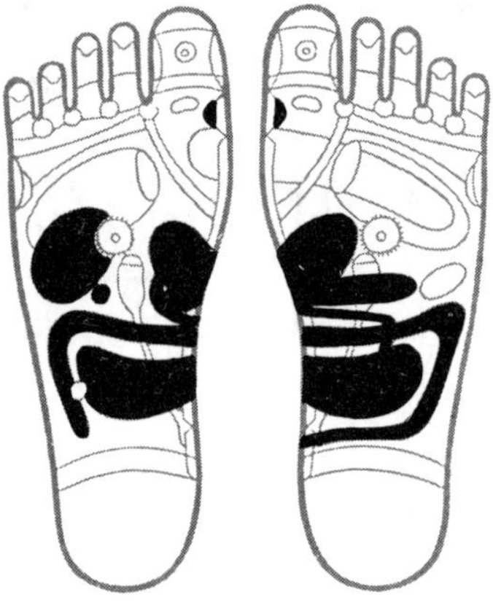

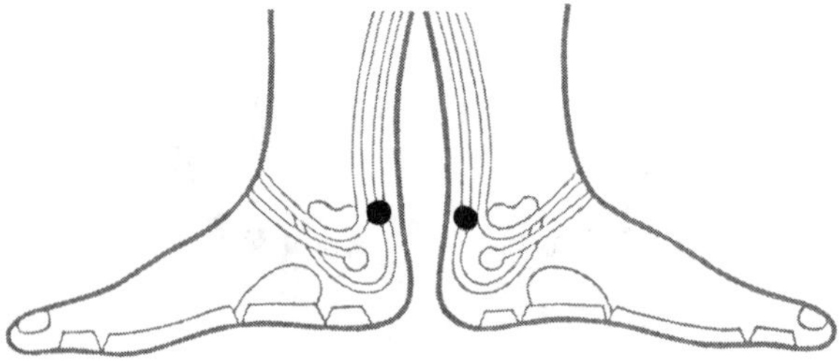

**Fußgelenkstörungen**
Massage der entsprechenden Zone am Handgelenk (s. Abb. Seite 14).

**Gallenblasenbeschwerden**

RZ: Leber, Galle, gesamter Darm, rechter Schultergürtel, Zwerchfell, Wirbelsäule, Bauchspeicheldrüse, Ileozökalklappe.

Bei akutem Zustand wird wegen eines eventuellen Steinabgangs die Leber- und Gallenzone sedierend behandelt; die beiden Zonen 1 bis 2 Minuten festhalten.

Breite Schuhe tragen!

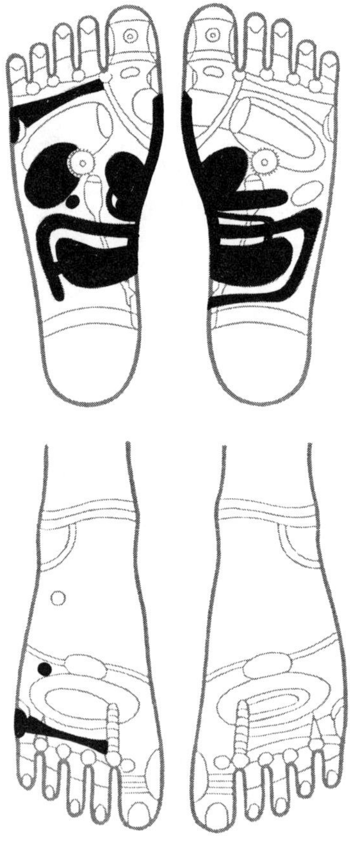

**Gehörschwäche**

RZ: Ohr, alle Kopfzonen, Rachenraum, Sonnengeflecht, Zwerchfell, Milz, obere Lymphbahnen.

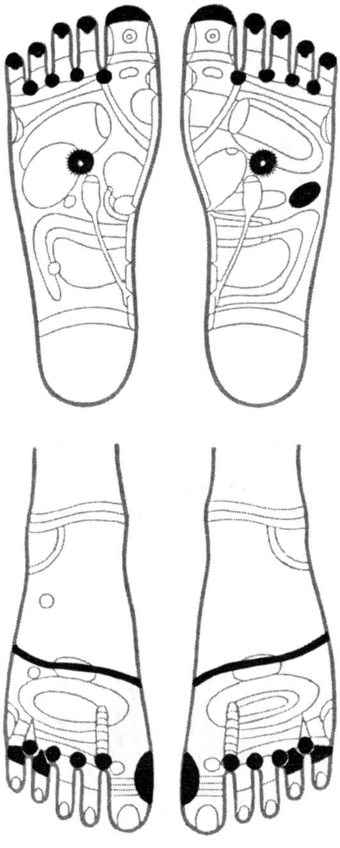

**Gelenkschmerzen**
RZ: Blase, Harnleiter, Niere, Nebenschilddrüse, Nebenniere, obere Lymphbahnen, Beckenlymphbahnen.

Massage der schmerzenden Gelenkzone.

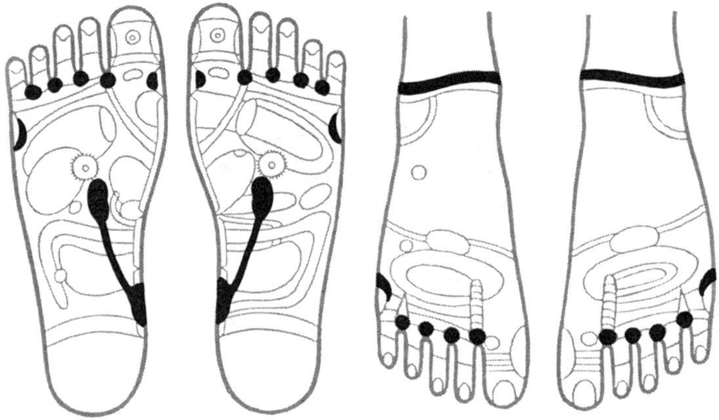

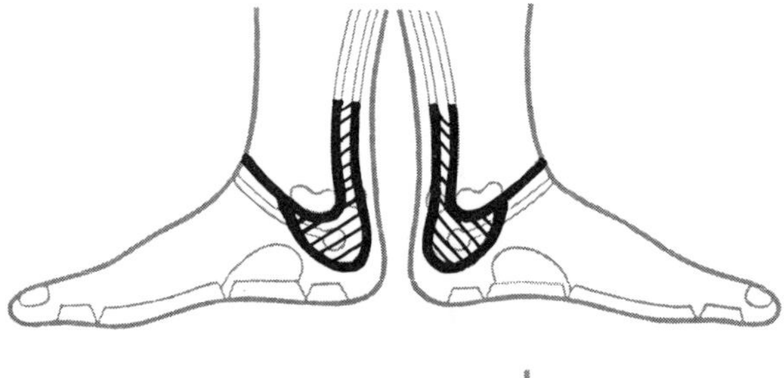

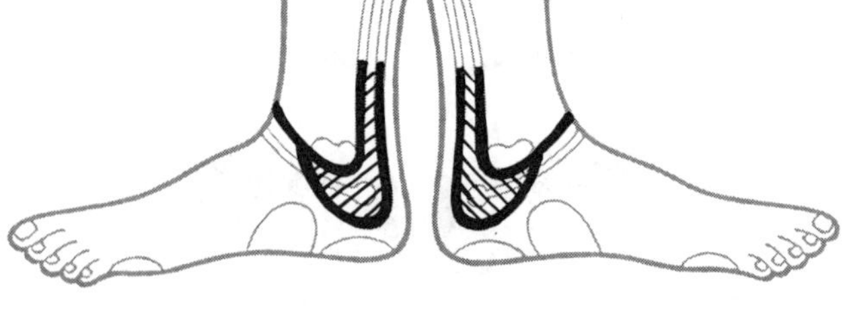

**Gerstenkorn**

RZ: des zuständigen Auges und der oberen Lymphbahnen.

Beachten Sie bitte: RZ des linken Auges am rechten Fuß, RZ des rechten Auges am linken Fuß.

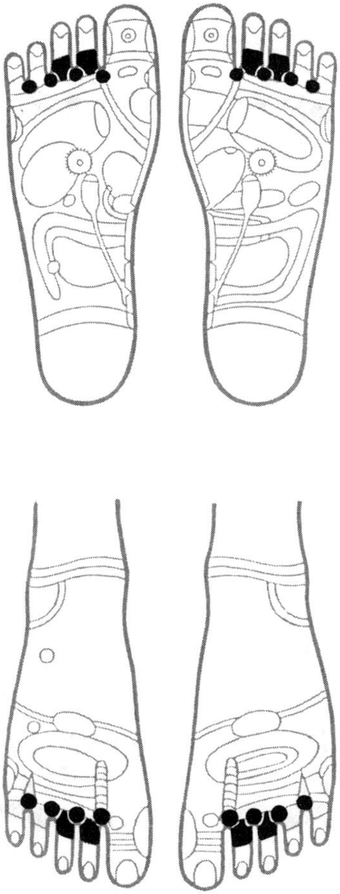

**Gleichgewichtsstörungen**
RZ: Ohren, obere Lymphbahnen, Gleichgewicht (Vestibular).

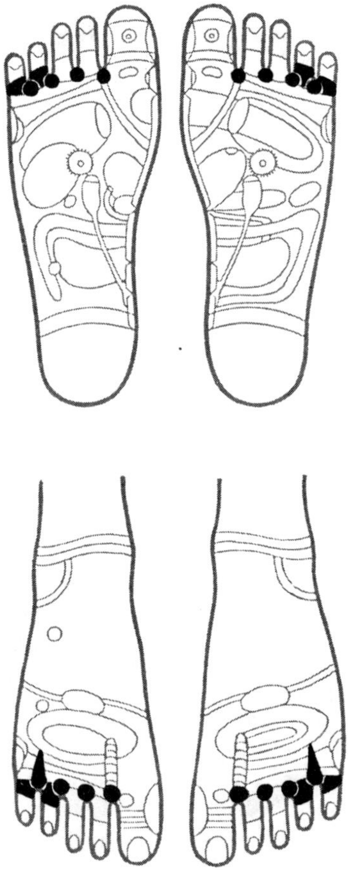

**Grippaler Infekt**
RZ: Stirn- und Kieferhöhlen, Nase, Rachenraum, Mandeln, Milz, obere Lymphbahnen.

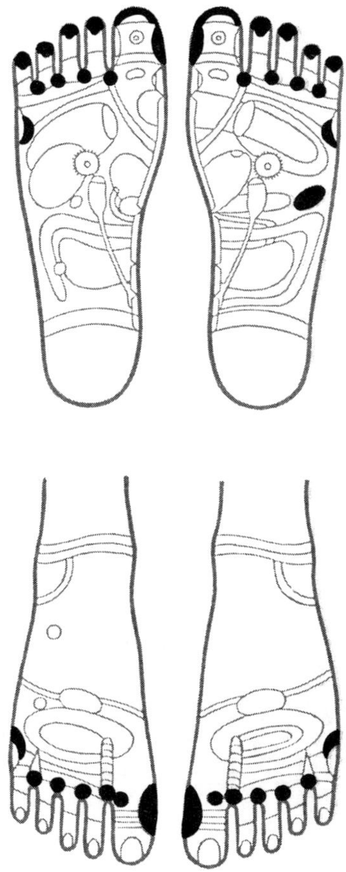

**Halsschmerzen**

RZ: Rachenraum, Mandeln, obere Lymphbahnen.

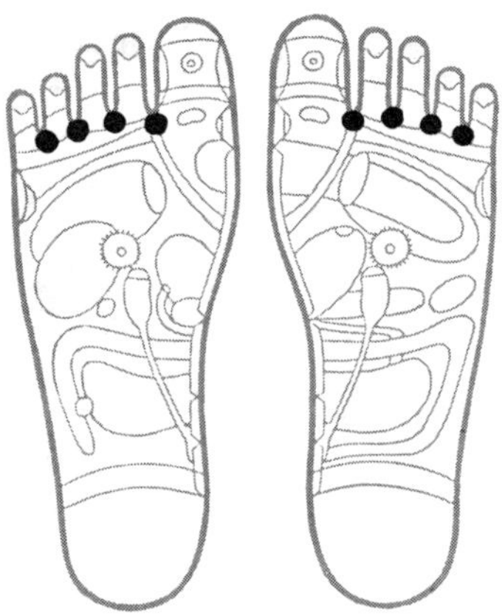

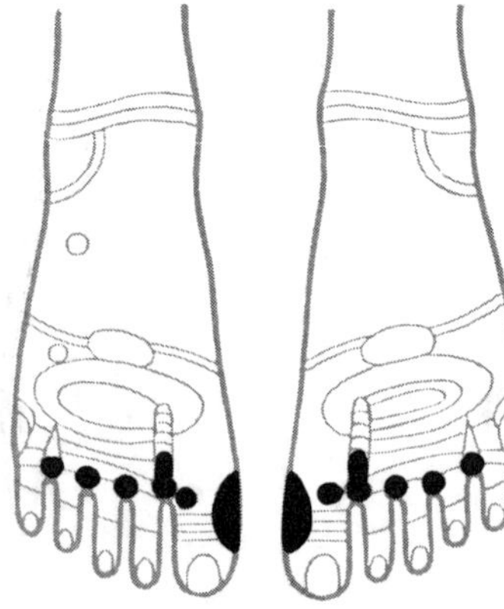

**Hämorrhoiden**
RZ: Blase, Harnleiter, Niere, Dickdarm, Mastdarm, After, Nebenniere.

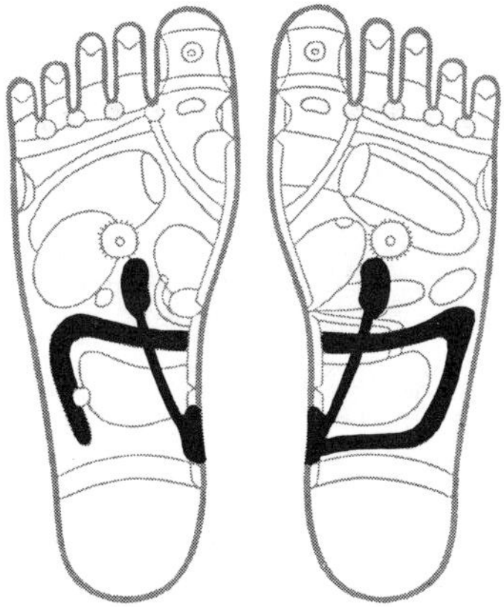

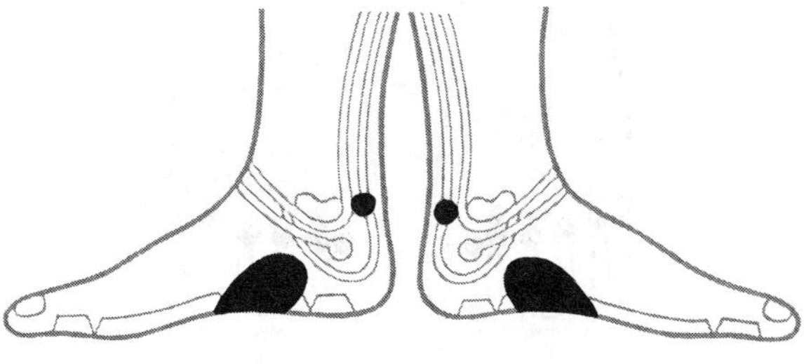

**Heiserkeit**

RZ: Rachenraum, Mandeln, obere Lymphbahnen.

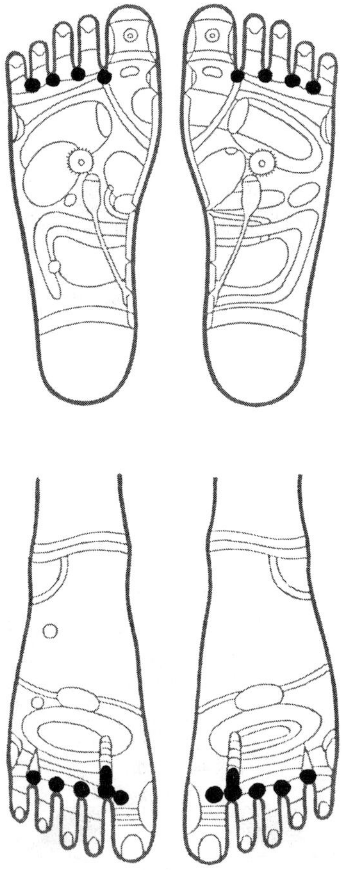

**Hexenschuß**

RZ: Gesamte Wirbelsäule, jeden Lendenwirbel einzeln sedieren, d.h. die Zonen der einzelnen Lendenwirbel 1 bis 2 Minuten festhalten. Gesamte Wirbelsäule ›ausziehen‹ (s. Kapitel ›Verschiedene Griffolgen‹).

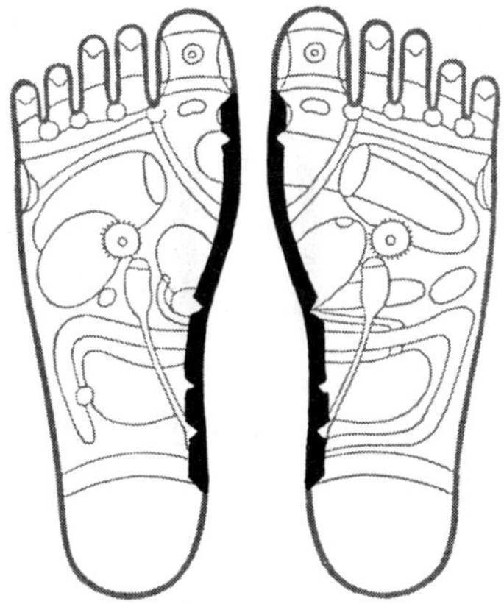

**Hüftgelenkbeschwerden**
RZ: Hüftgelenk, Schultergelenk, gesamte Wirbelsäule, Beckenlymphbahnen oder in der Schulter selbst (s. Abb. Seite 14).

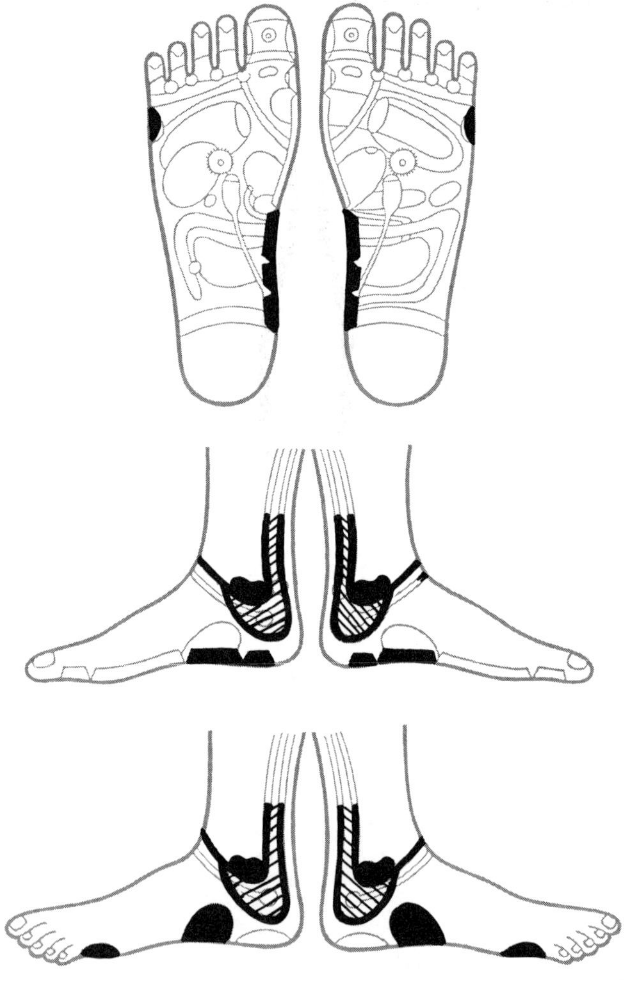

**Husten**

RZ: Bronchien, Lunge, Nebenschilddrüse, Nebenniere, obere Lymphbahnen.

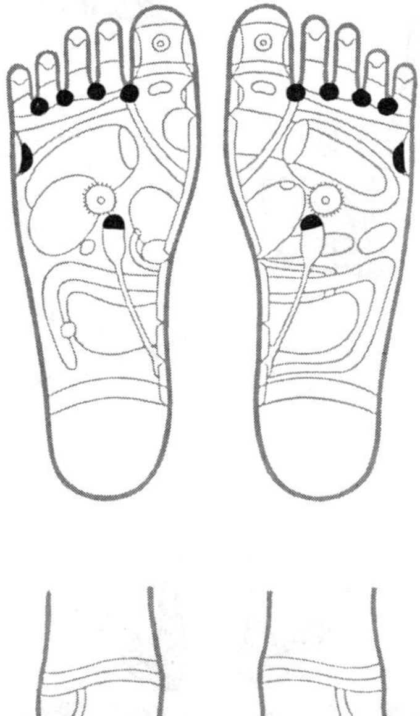

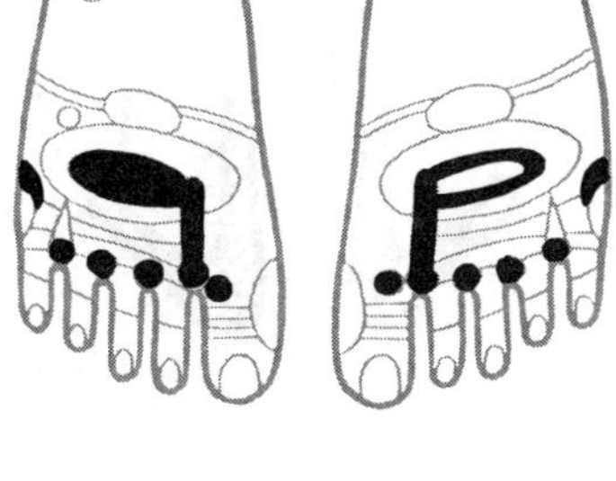

**Ischias**

RZ: Blase, Harnleiter, Niere, Wirbelsäule, Dünn- und Dickdarm, Mandeln, Zähne, Nebenniere, Genitalbereich, Beckenlymphbahnen.

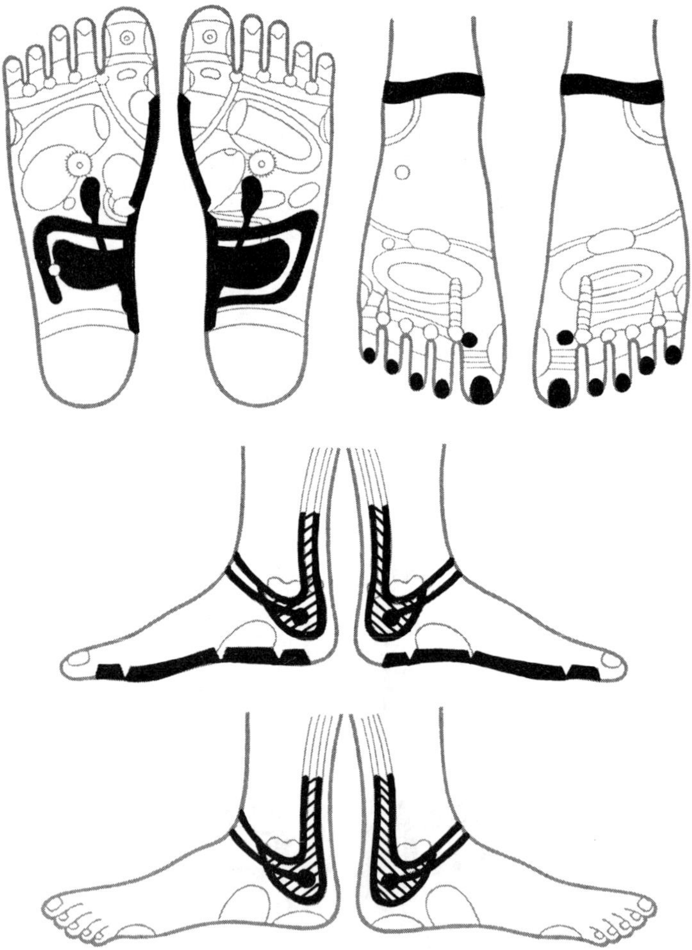

**Kopfschmerzen, Migräne**

RZ: Alle Kopfzonen, Nacken, Schultergürtel, Leber, Galle, Blase, Harnleiter, Niere, Magen, Dünn- und Dickdarm, Wirbelsäule, Zähne, Genitalbereich, obere Lymphbahnen, Beckenlymphbahnen.

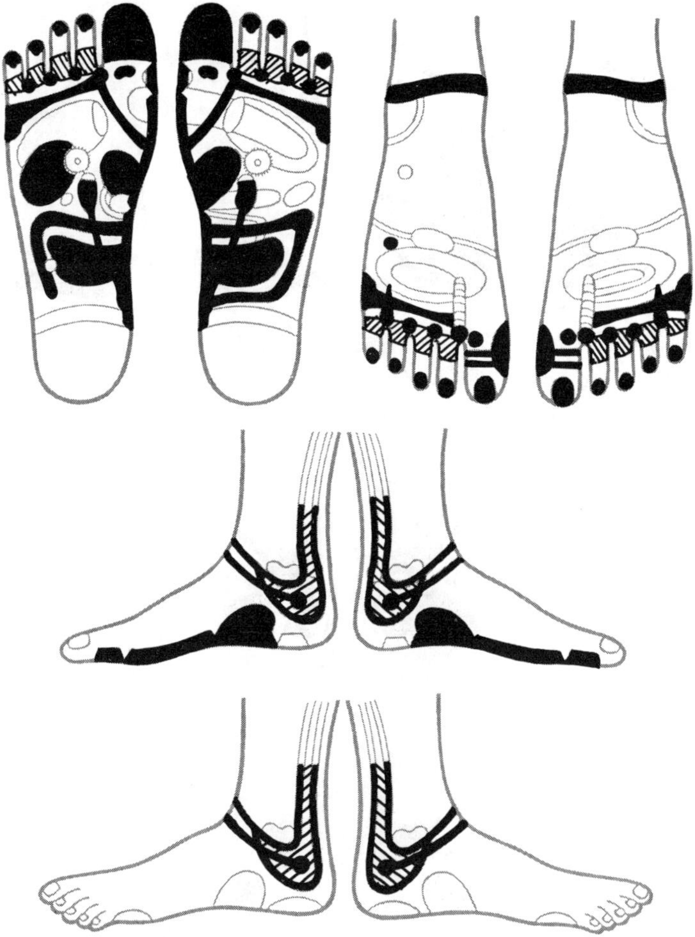

**Koxarthrose**

RZ: Blase, Harnleiter, Niere, Hüftgelenke, Magen, gesamte Darmzonen mit Ileozökalklappe, Wirbelsäule, Schultergürtel mit Schultergelenk, Nebenniere, Beckenlymphbahnen.

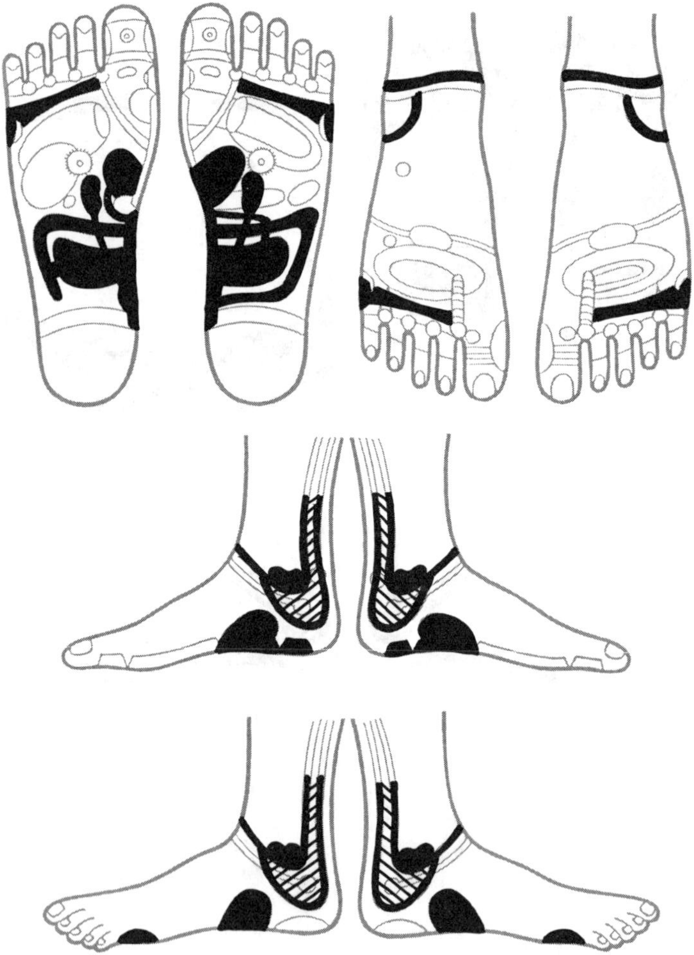

**Krämpfe in den Waden**
RZ: Nebenschilddrüse.

Im seitengleichen Unterarm die Muskulatur massieren (s. Abb. Seite 14).

Unter Umständen liegt Magnesiummangel vor. Eventuelle Wasseradern abschirmen!

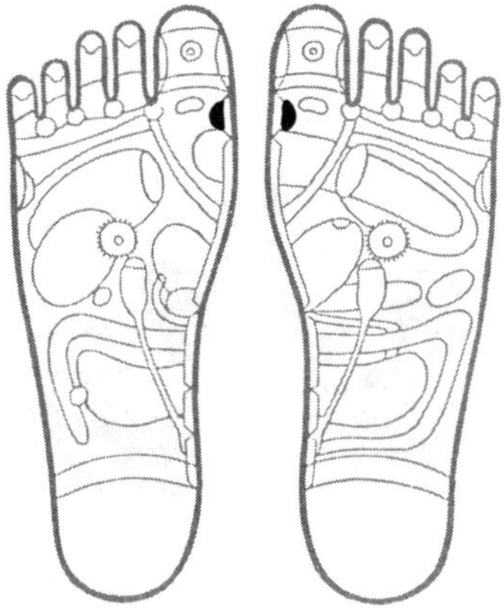

**Leberstörungen**

RZ: Leber, Galle, gesamte Darmzonen, Wirbelsäule, Bauchspeicheldrüse.

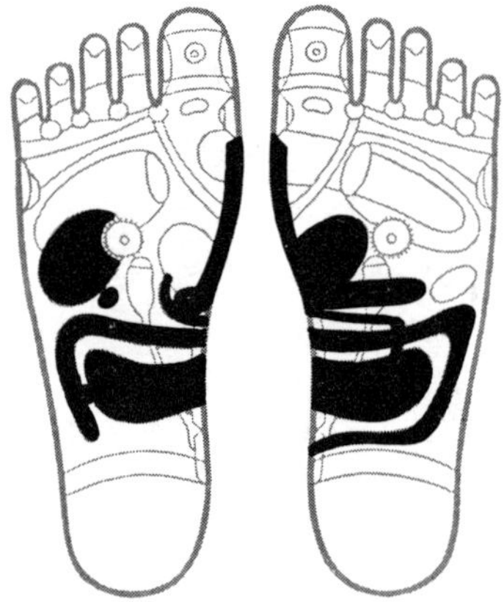

**Magenschmerzen**

RZ: Magen, Wirbelsäule, Sonnengeflecht, gesamter Darm mit Ileozökalklappe, Bauchspeicheldrüse, Hypophyse.

Ernährung und Lebensgewohnheiten überprüfen und umstellen.

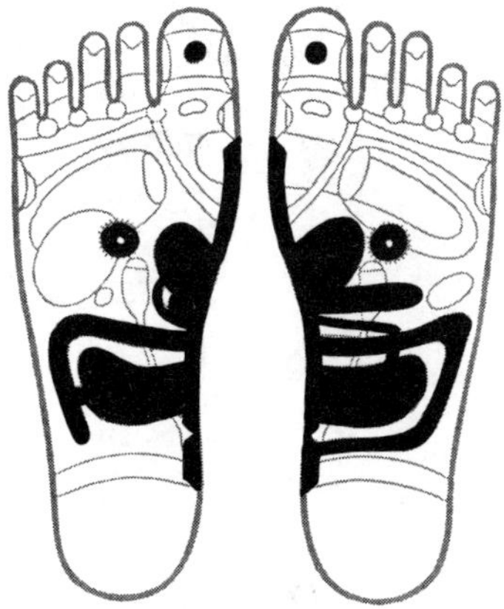

**Menstruationsbeschwerden**

RZ: Gebärmutter, Eierstöcke, Eileiter, Sonnengeflecht, Schilddrüse, Hypophyse, Bauchspeicheldrüse, Beckenlymphbahnen. Durch die Reflexzonenbehandlung ist eine Regelverschiebung möglich.

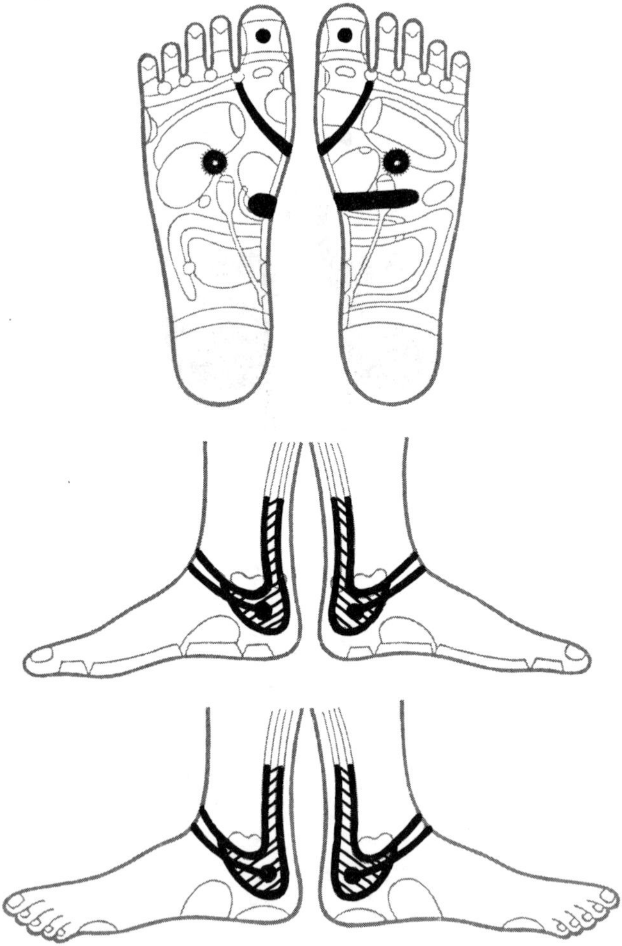

**Müdigkeit**

RZ: Blase, Harnleiter, Niere, Nebenschilddrüse, Galle, Leber, gesamte Darmzonen, Mastdarm, After.

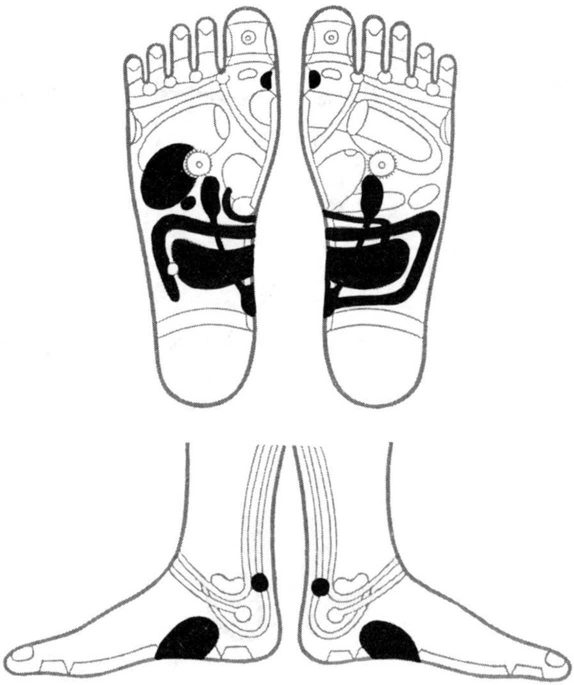

**Muskelkater**

RZ: Milz, obere Lymphbahnen, Beckenlymphbahnen.

Die der Hauptschmerzstelle zugeordneten Reflexzonen behandeln. Heißes Bad sofort nach Überanstrengung!

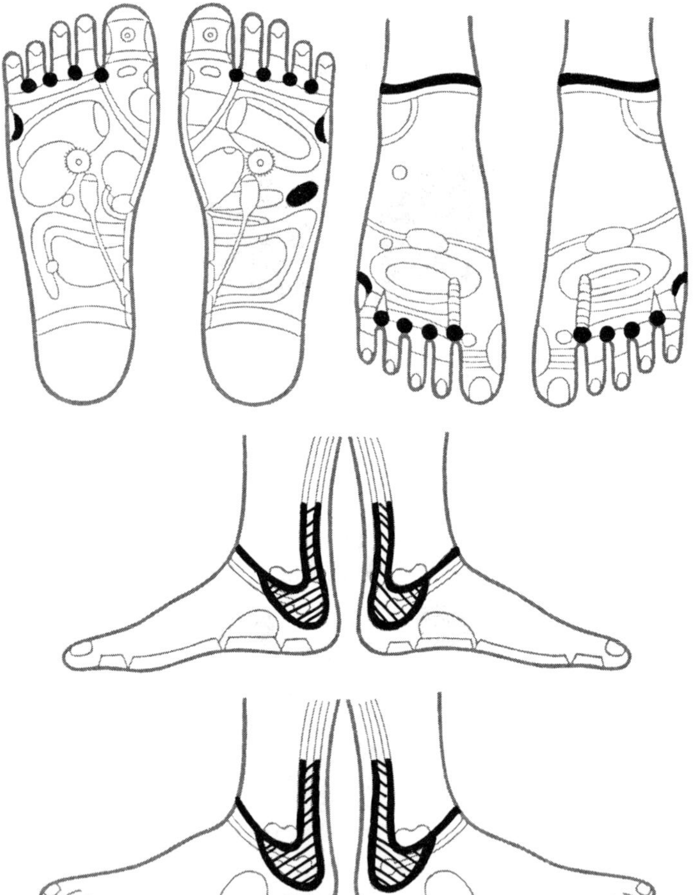

**Nackenschmerzen**

RZ: Halswirbelsäule, Nacken, Steißbein; Kreisbewegungen mit den großen Zehen (s. Kapitel ›Verschiedene Griffolgen‹).

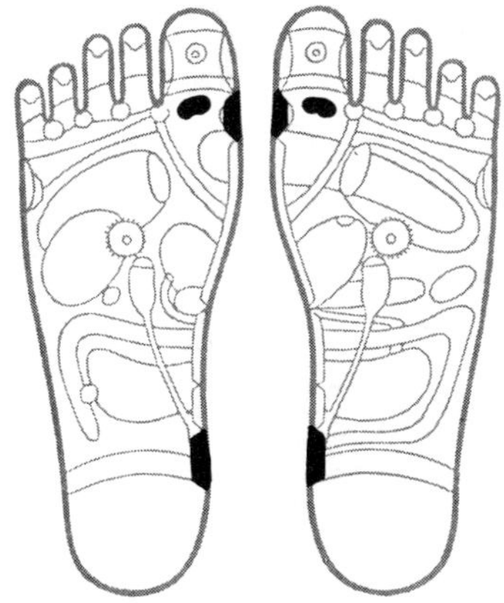

**Nasenbluten**

RZ: Nase, Nebenschilddrüse.

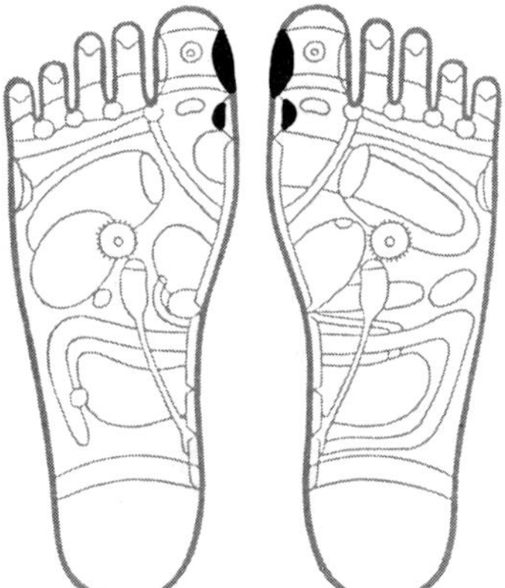

**Nebenhöhlenentzündung**

RZ: Stirn- und Kieferhöhlen, Mandeln, Rachenraum, Leber, Harnblase, Dünn- und Dickdarm mit Ileozökalklappe, Bauchspeicheldrüse, Milz, Genitalbereich, obere Lymphbahnen.

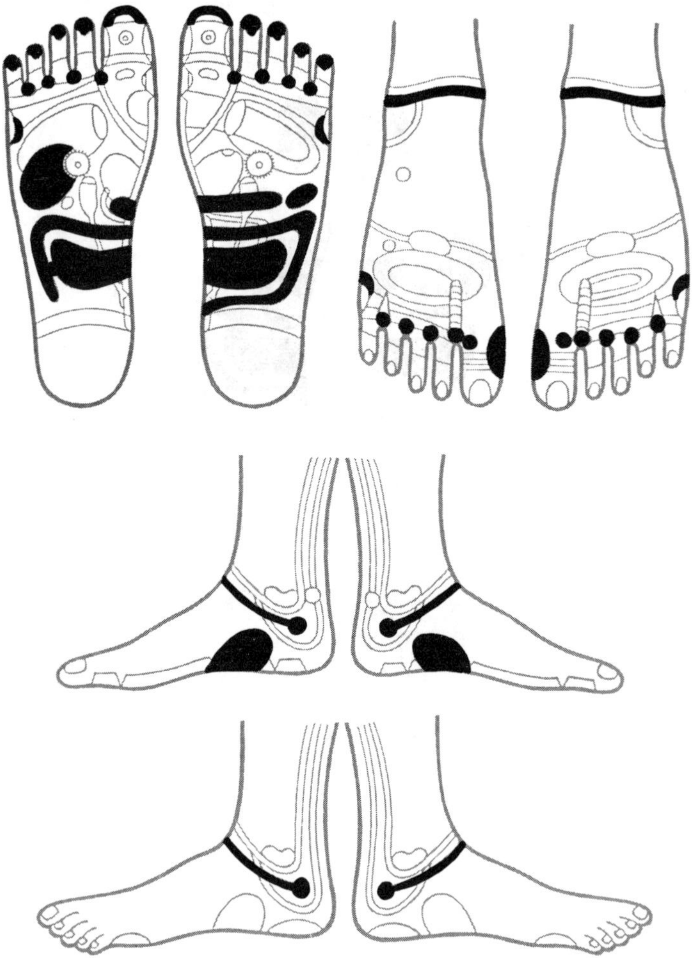

**Nervosität**

RZ: Kopfbereich, Blase, Harnleiter, Niere, Magen, Leber, Galle, Dünn- und Dickdarm, Nebenschilddrüse.

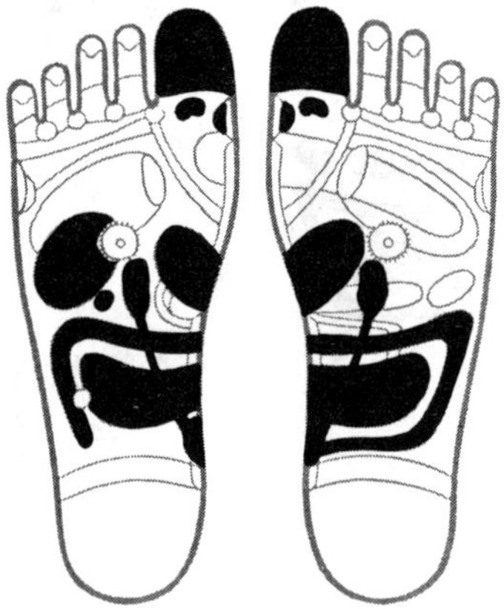

**Neuralgie**

RZ: Schläfenzone, Rachenraum, Unter- und Oberkiefer, Milz, obere Lymphbahnen.

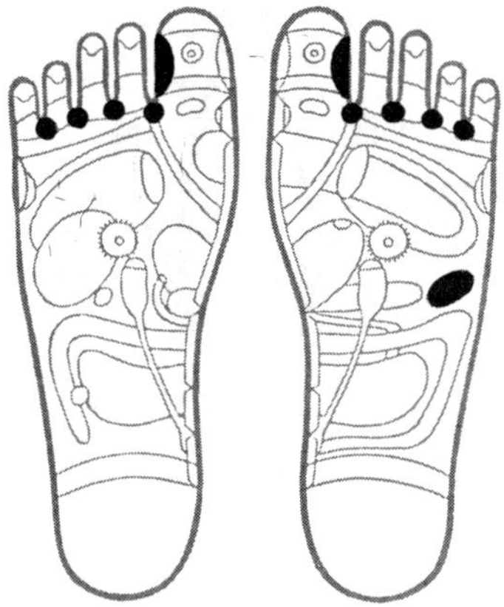

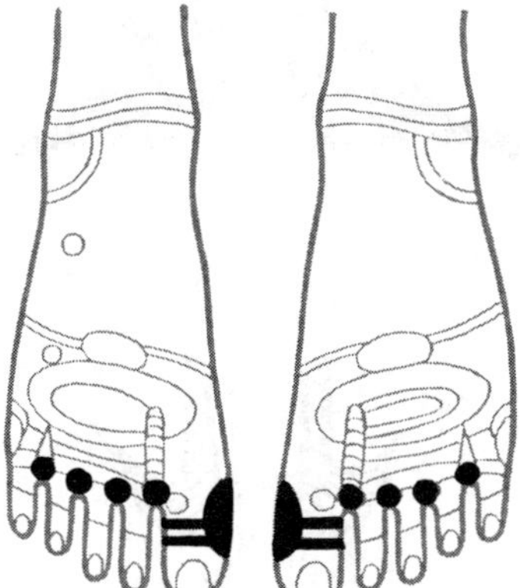

**Nierenbeschwerden**

RZ: Blase, Harnleiter, Niere, Wirbelsäule, Nebenniere, Beckenlymphbahnen.

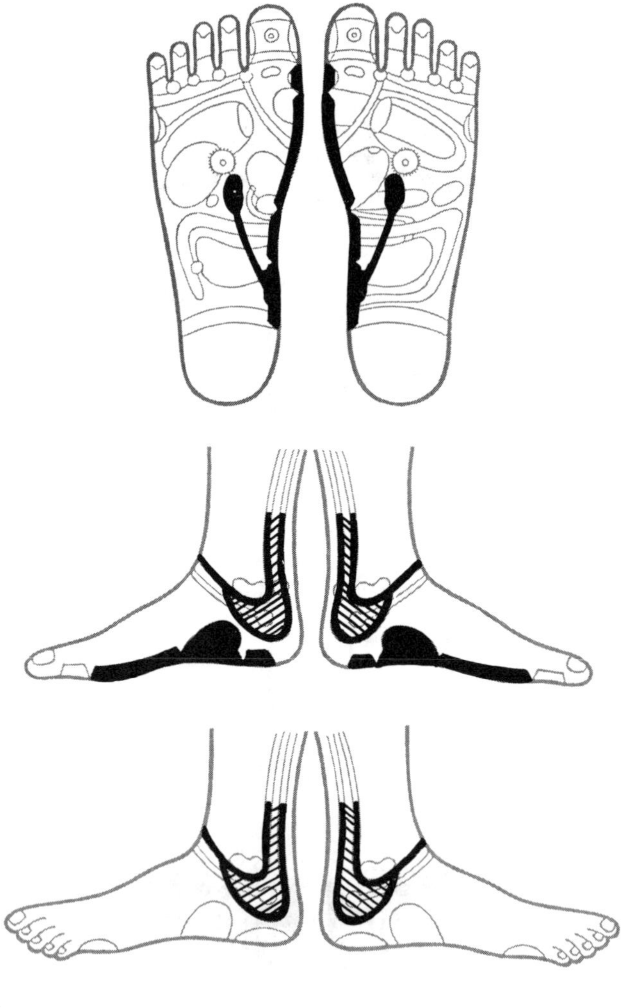

**Ohrenschmerzen, Ohrensausen**

RZ: Ohren, Kopfbereich, obere Lymphbahnen.

Bei Ohrensausen die Zone an der kleinen Zehe auf dem Fußrücken (Gleichgewichtszone) massieren.

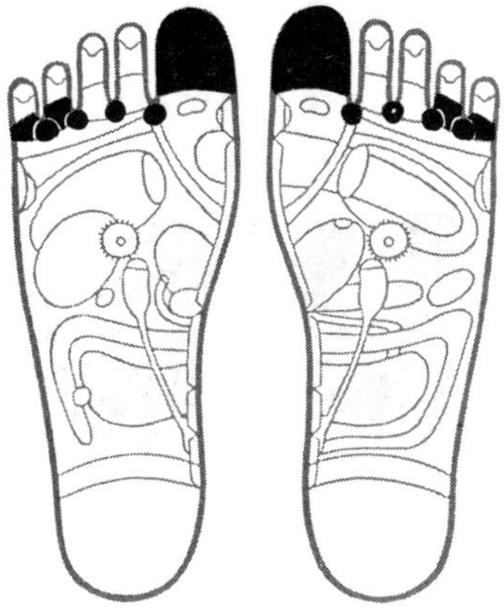

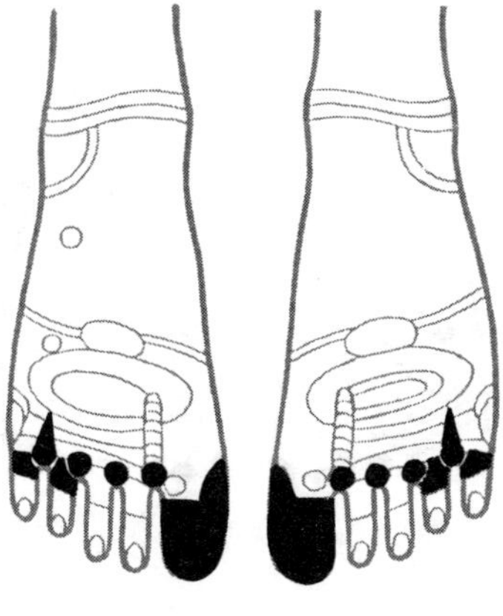

**Parodontose**

RZ: Ober- und Unterkiefer, Rachenraum, Mandeln, Magen, Leber, Galle, Dünn- und Dickdarm, Bauchspeicheldrüse, obere Lymphbahnen.

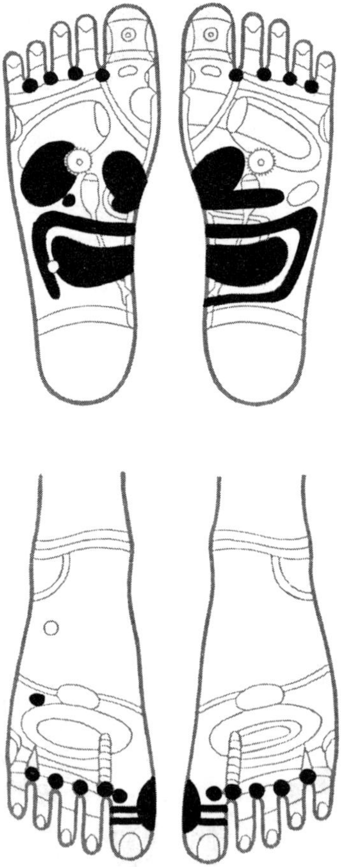

**Rückenschmerzen**

RZ: Gesamte Wirbelsäule, Schultergürtel, Blase, Harnleiter, Niere, Sonnengeflecht, Zwerchfell, Leber, Genitalbereich, Beckenlymphbahnen.

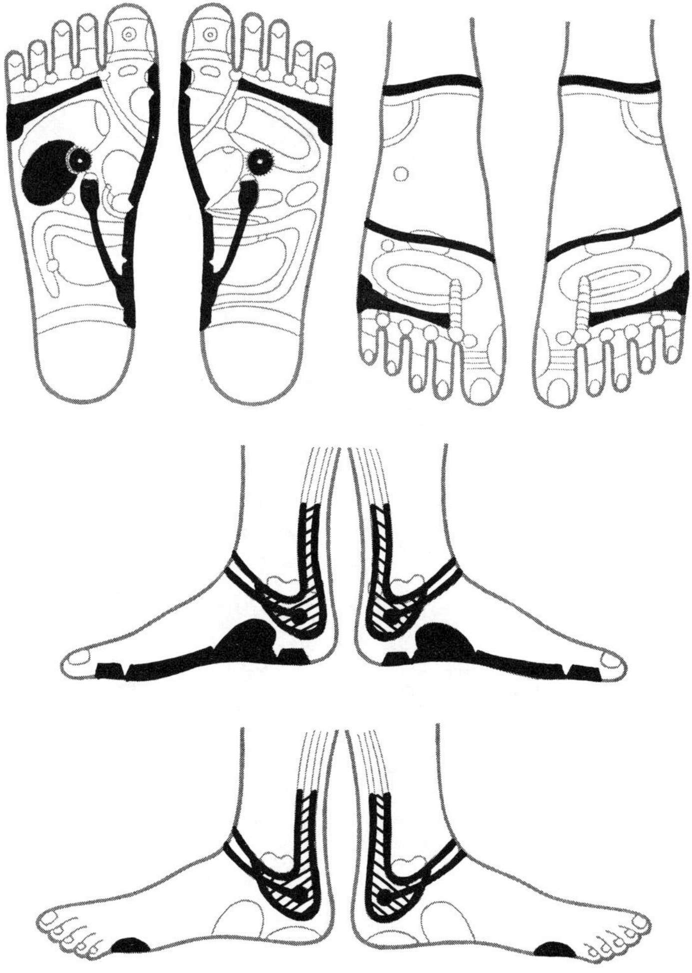

**Schlafstörungen**
RZ: Hypophyse, Nacken.

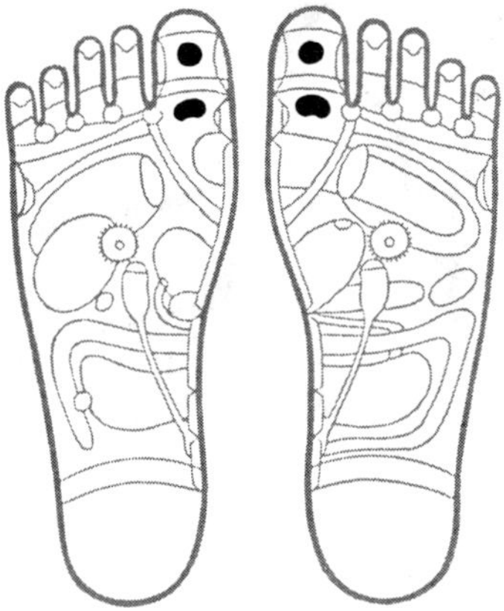

**Schulterschmerzen**
RZ: Schultergürtel, Schultergelenk, Wirbelsäule, Sonnengeflecht, Zwerchfell, obere Lymphbahnen.

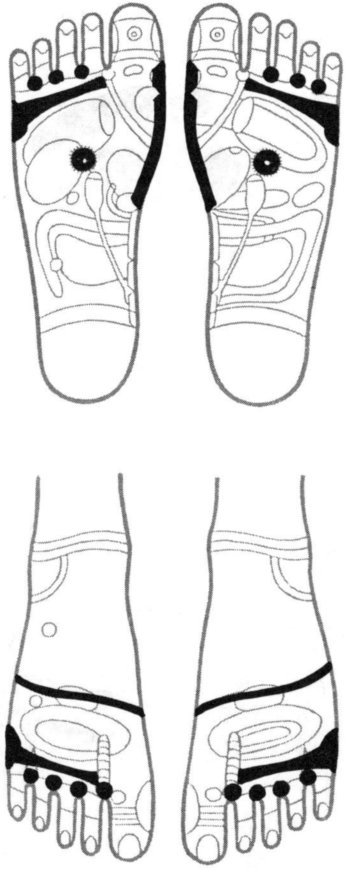

**Seekrankheit**

RZ: Magen, Sonnengeflecht, Zwerchfell, Herz, Kreislauf, Gleichgewicht.

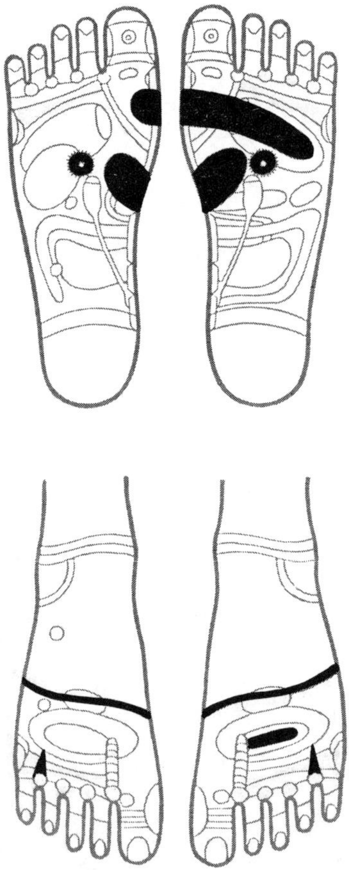

**Steißbeinschmerz**

RZ: Gesamte Wirbelsäule erst ›ausziehen‹ (s. Kapitel ›Verschiedene Griffolgen‹). Nacken; Steißbein sedieren, d.h. die Zone 1 bis 2 Minuten festhalten.

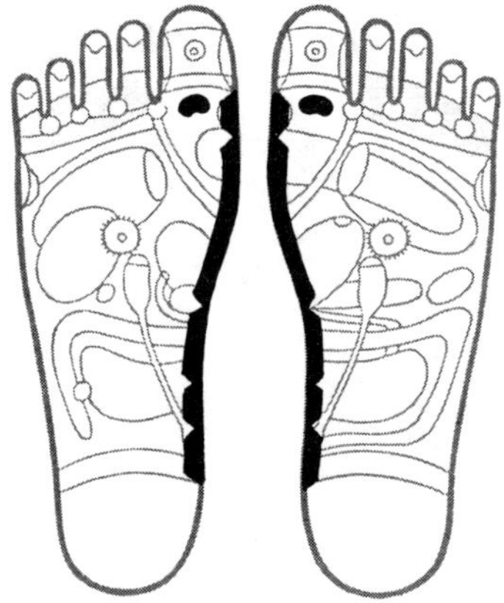

**Tubenkatarrh**

RZ: Augen, Ohren (beide Sinnesorgane sind für die rechte Seite am linken Fuß zu therapieren und umgekehrt), Schläfe, Nase, Nebenschilddrüsen, Nebennieren.

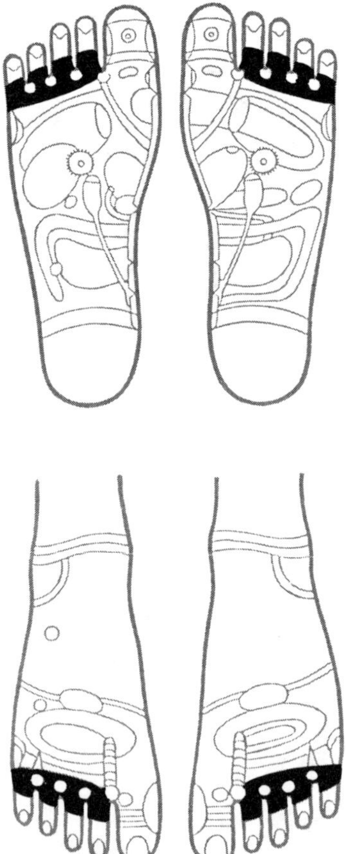

**Übergewicht**
RZ: Blase, Harnleiter, Niere, Leber, Galle, Dünn- und Dickdarm, Schilddrüse.

Ernähren Sie sich bewußter; halten Sie eine Zeitlang planmäßig eine Reduktionskost ein.

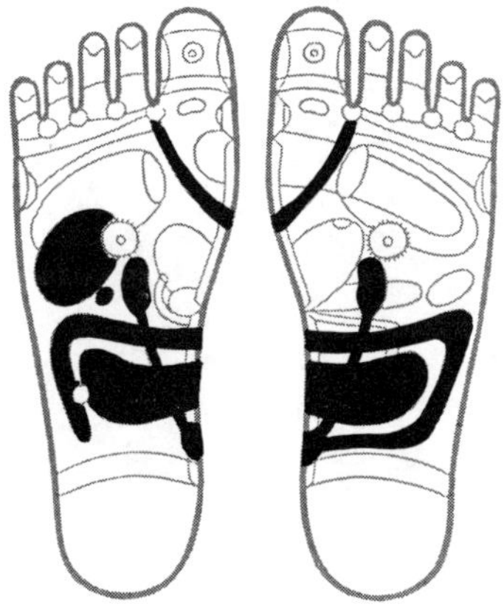

**Unfälle** (Notfall jeglicher Art)
RZ: Sofort die entsprechende Reflexzone sedieren, also die Zone 1 bis 2 Minuten festhalten.

Auch am Arm oder Bein sedieren (s. Abb. Seite 14).

**Vegetative Störungen**
RZ: Sonnengeflecht, Zone des eventuell gestörten Organs.

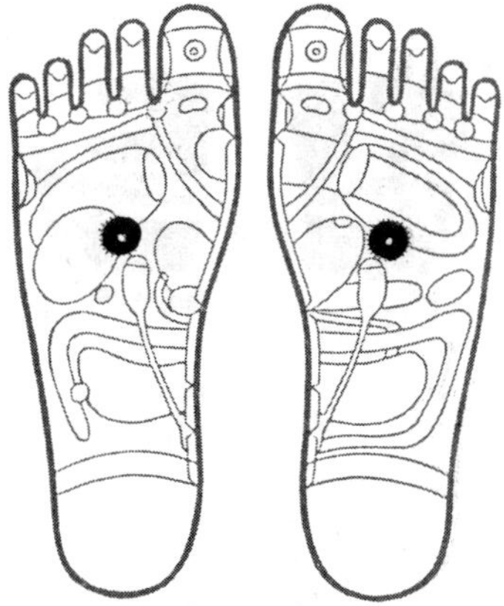

**Verstopfung**

RZ: Leber, Galle, Magen, Sonnengeflecht, Dünn- und Dickdarmzonen mit Ileozökalklappe, Mastdarm, After, Bauchspeicheldrüse, Beckenlymphbahnen.

Eßgewohnheiten überprüfen, Ballaststoffe zuführen!

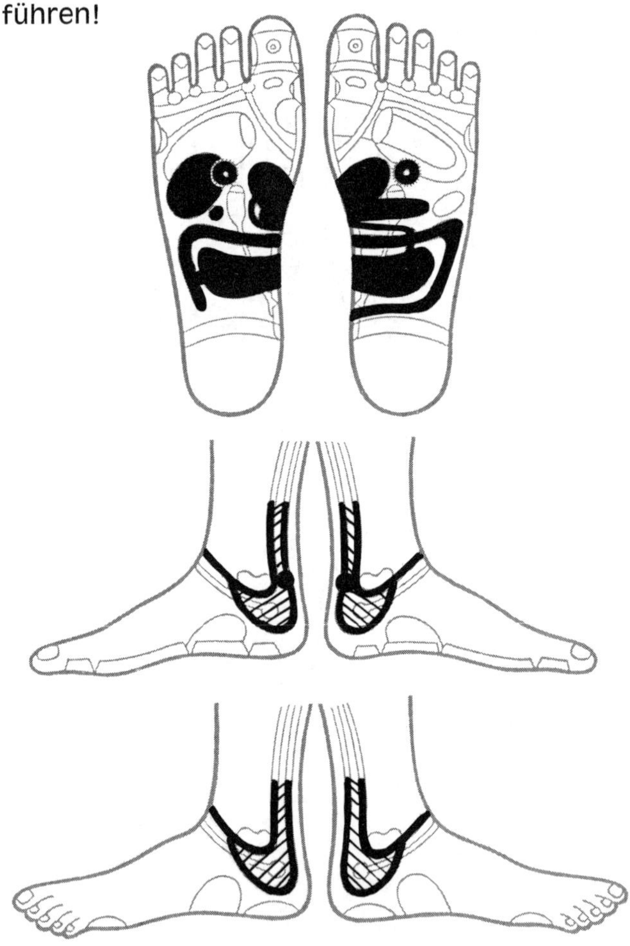

**Völlegefühl**

RZ: Magen, Zwölffingerdarm.

Langsam essen und Ernährung umstellen!

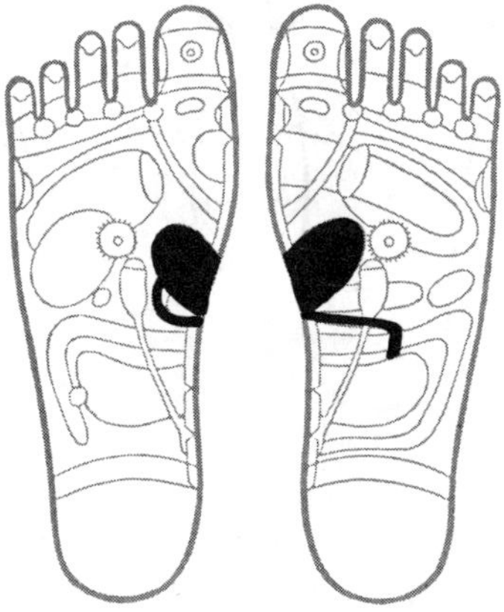

**Wallungen**
RZ: Hypophyse, Schilddrüse, Genitalbereich.

An Ferse ›hochzirkeln‹ (s. Kapitel ›Verschiedene Griffolgen‹).

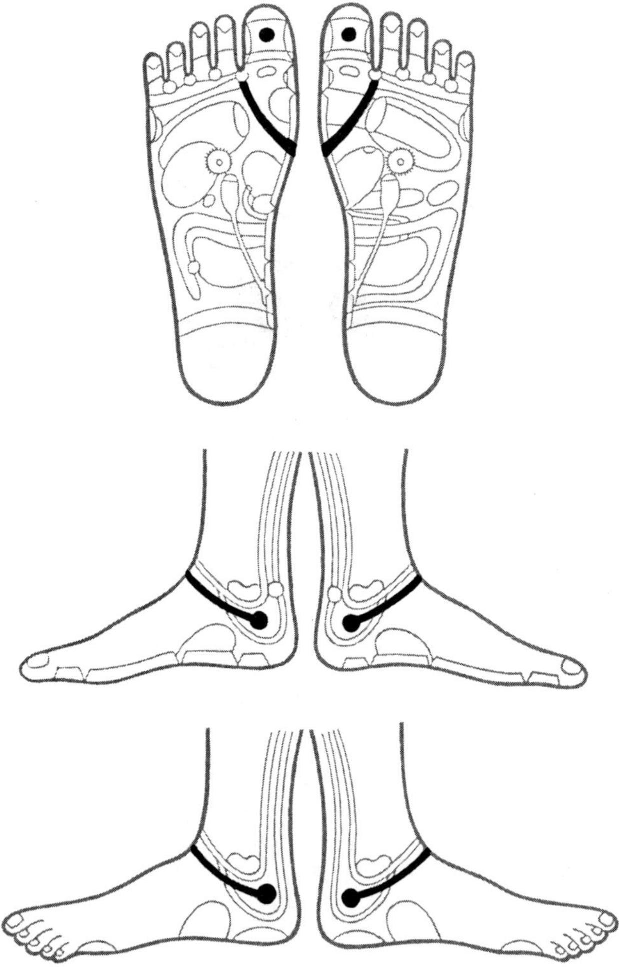

**Zähne** (schlechte)
RZ: Ober- und Unterkiefer, Magen, Leber, Galle, Bauchspeicheldrüse, Dünn- und Dickdarm.

Bei Zahnschmerz entsprechende Zahnzone (s. Kapitel ›Ablauf der Fußreflexzonenbehandlung‹, ›Kopfzonen‹) sedieren, d.h. die entsprechende Zone 1 bis 2 Minuten festhalten.

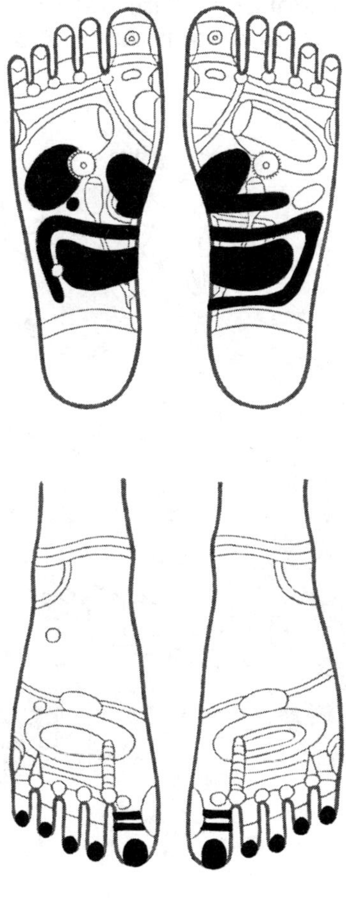

# Reflexionen

Wenn wir uns der Reflexzonenmassage zuwenden, ist es gut zu wissen, daß ähnliche Anlagen (in verkleinertem Maßstab) wie in Händen und Füßen auch in den Augen, den Ohren und der Zunge zu finden sind. Schon die alten Chinesen, deren medizinische Fähigkeiten seit jeher gerühmt wurden, erkannten, daß sich das kör-

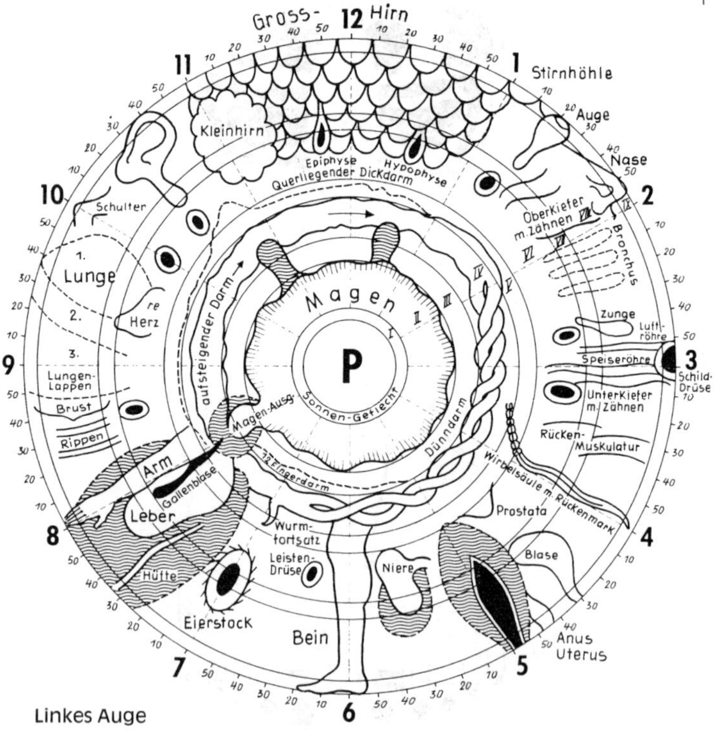


Linkes Auge

perliche Befinden eines Menschen auch in seinen Augen widerspiegelt. Sie beherrschten bereits die Augendiagnose und konnten organische Leiden aus dem Zustand der Augenlider, des Augapfels, der Pupille und der Iris ablesen. Augendiagnose stellt auch heute noch in erweiterter Form (mit empirischen Erfahrungen) einen viel angewandten Diagnosesektor dar.

Der Mensch im Auge!

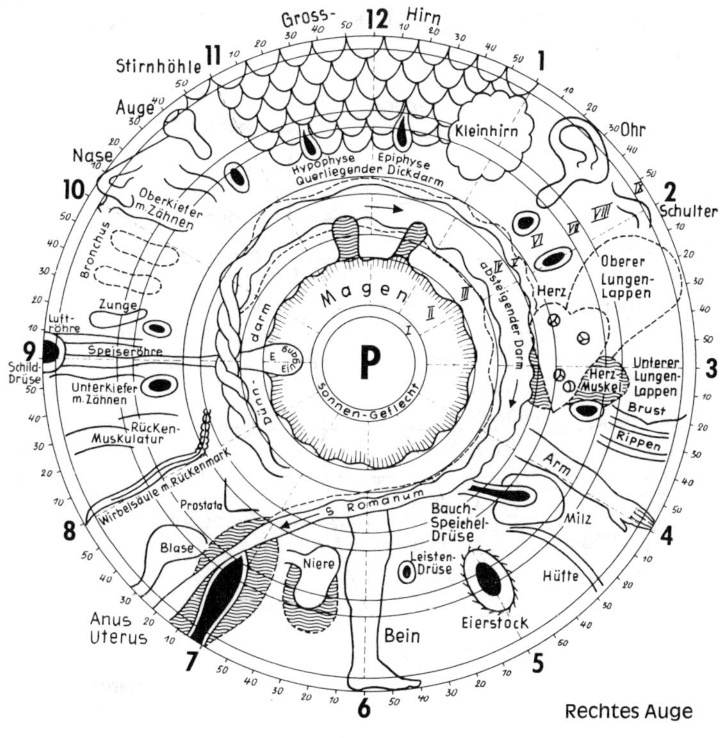


Rechtes Auge

Der Facharzt Dr. W. Fliess hat Ende des 18. Jahrhunderts erstmalig ein Reflexsystem an der Nasenschleimhaut entdeckt. Die dort lokalisierten Punkte haben Wechselbeziehungen zu entsprechenden Organen. Also wieder, der Gesamtorganismus in einem einzigen Körperteil: der Nase. Dr. Niels Krack schrieb ein Buch über die ›Nasale Reflextherapie‹.

Dr. Gleditsch, Facharzt für Hals-Nasen-Ohren, hat die organischen Zonen im Mund lokalisiert. Eines seiner Bücher trägt den Titel: ›Reflexzonen und Somatotopien‹, das in medizinischen Fachkreisen richtungsweisend ist. In diesem Buch wird auch die Zunge als Hinweis bei Erkrankungen erwähnt.

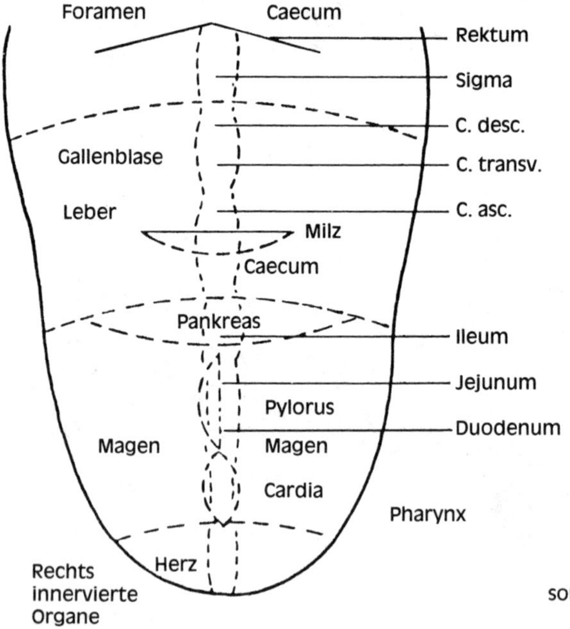


Zungensomatotopie (n. Strobl)

In der Ohrmuschel ist exakt der menschliche Embryo ›enthalten‹. Der französische Arzt Dr. Nogier aus Lyon ist Begründer der Aurikolotherapie (Ohrakupunktur). Wohl waren gewisse Ohrakupunkturpunkte im alten China bekannt, aber Dr. Nogier schlüsselte die gesamte Systematik der Ohrtherapie auf. Abbildung Nr. 89 zeigt den Embryo auf dem Kopf stehend im Ohr.

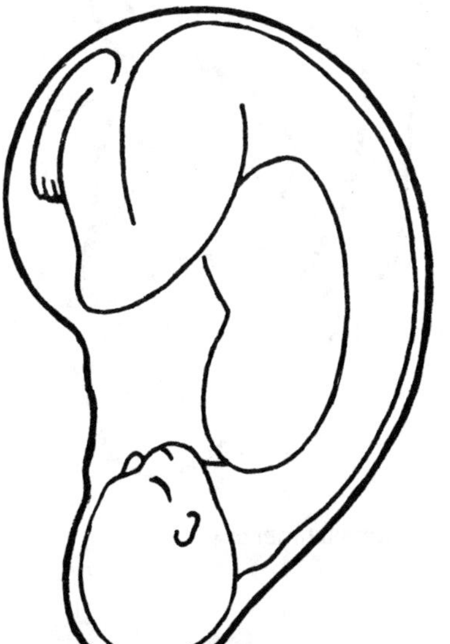

Dem kopfstehenden Embryo gemäß ist auch die Anlage der Organe. Das Ohrläppchen entspricht dem Kopfbereich. In der Ohrmuschel geben Hautveränderungen (Rötung, Flecken, Schuppungen oder feine Erhebungen) Hinweise auf die entsprechenden Organirritationen oder Organschwächen.

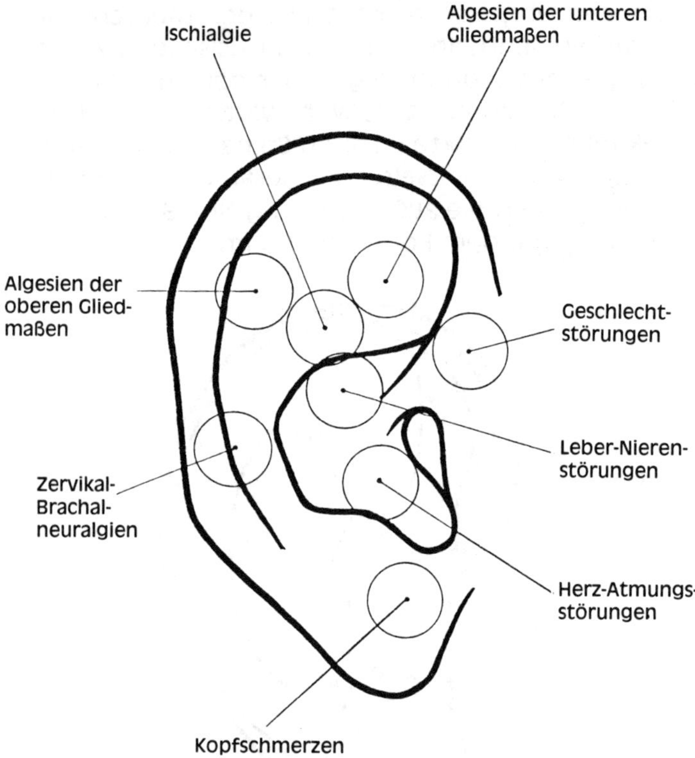


Der interessierte Leser findet über alle hier angeführten Therapiearten genauere Informationen in der Fachliteratur. Wir wollen uns in diesem Buch vor allem mit der Reflexzonentherapie der Füße und Hände befassen.

Im Fernen Osten betrachtet man den Menschen als einen integrierten Bestandteil der Natur. Ebenso wie sich die Jahreszeiten und das Wetter ändern, schwankt auch der menschliche Gesundheitszustand zwischen gut und schlecht. So ist zum Beispiel in der ›menschlichen Organuhr‹ aufgezeigt, daß einmal im Tagesablauf jedes Organ zwei Stunden lang seine höchste Aktivität hat. Die Organuhr-Regeln werden durch Erfahrungen bestätigt. So treten zum Beispiel nachts gegen ein Uhr öfters Gallenkoliken auf. Liegt eine Verminderung des Blutzuckers vor, zeigen sich gerne gegen elf Uhr vormittags Beschwerden (Schweißausbruch, Pulsbeschleunigung usw.).

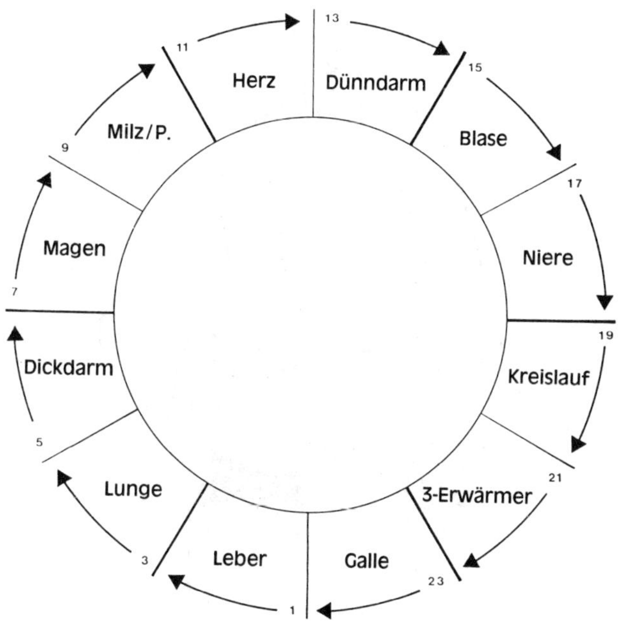

# Selbsthilfe

Die Reflexzonentherapie als Selbstbehandlung kann sowohl als Therapie als auch als Vorsorgemaßnahme angesehen werden. Es sind hier allerdings Grenzen gesetzt. Ernste Erkrankungen gehören in die Hände eines Arztes. In diesem Sinne – und nur in diesem Sinne – sollte die Selbstbehandlung verstanden werden. Die Reflexzonenmassage an Händen und Füßen ist eine Therapieform bei funktionellen Störungen. Sie kann in jedem Alter angewandt werden. Allerdings sind auch hier Grenzen gesetzt: Für die Selbstbehandlung ist eine gewisse Gelenkigkeit notwendig.

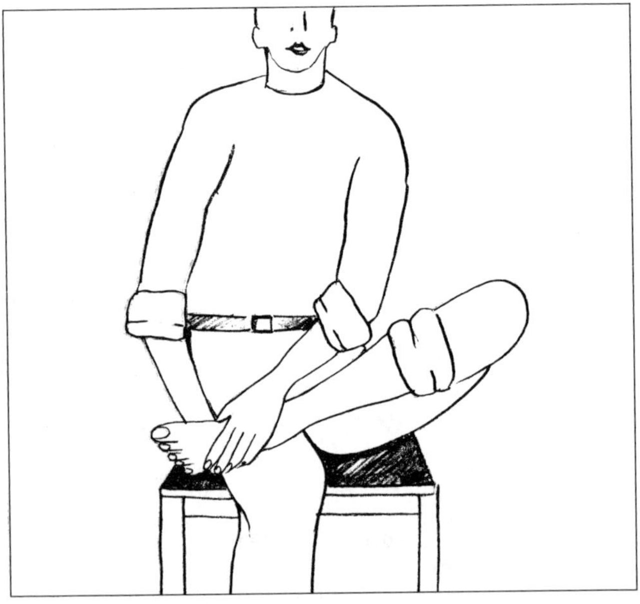

Sie sitzen auf einem Stuhl, ein Fuß ist dabei jeweils hochgelagert. Der Raum soll gut belüftet sein und angenehm warm sein. Jeder Fuß sollte mindestens 15 Minuten konzentriert behandelt werden. Außengeräusche soweit möglich ausschalten. Man sollte dabei fast alle Zonen durcharbeiten, um eine vorbeugende Wirkung zu erzielen. Nur der Schilddrüsenbereich darf erst nach drei Behandlungen in die Selbstbehandlung einbezogen werden.

Falls aber schon nach kurzer Zeit eine Verkrampfung in der ungewohnten Lage auftritt, so ist eine Entspannungspause zwischenzeitlich wichtig. Wir haben schließlich auch noch einen anderen Fuß!

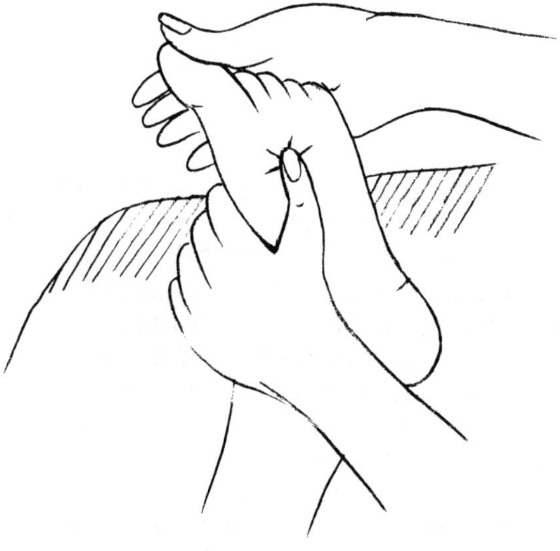

Wenn eine gewisse Unbeweglichkeit (Alterssteifheit) oder Körperbehinderung vorliegt, so kann man sich eines kleinen Kunststoffbällchens (ca. $2^1/_2$cm Durchmesser) bedienen. Dieses Bällchen darf aber nicht unkontrolliert mit dem Fuß hin und her geschoben werden. Das würde zu nichts führen. Man gehe, wie in der Massagetechnik erläutert, mit der Reflexkugel so gezielt wie mit dem Daumen vor.

Die tastenden und fühlenden Finger, die eine individuelle Dosierung ermöglichen, können allerdings nie durch ein Instrument ersetzt werden.

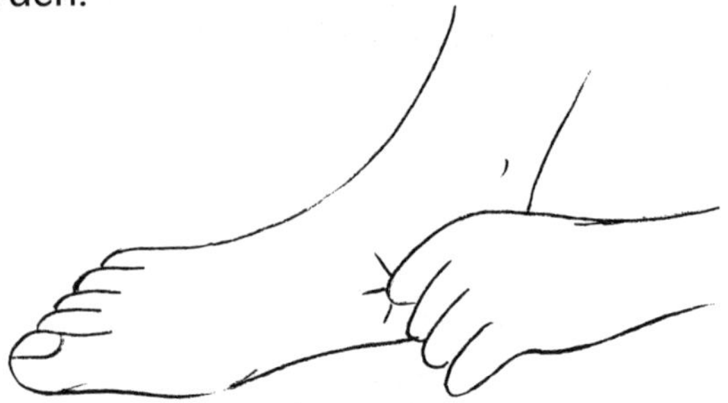

Für die Selbstbehandlung irgendeinen harten Gegenstand zu benützen, ist gefährlich. Zu beachten ist auf jeden Fall, daß das Ende des Stabes (oder was immer es auch sei) abgerundet ist und keine scharfen Kanten hat. Der Durchmesser des Behandlungsinstrumentes sollte nicht unter einem Zentimeter betragen. In amerikanischen Abhandlungen über Reflexzonentherapie wurde zur Selbstbehandlung u.a. auch ein Golfball empfohlen. Meines Erachtens ist eine gezielte Behandlung der Zonen wegen der zu großen Oberfläche des Golfballs nicht möglich. Manchmal wird auch ein Plexiglasstab verwendet. Er muß die richtige Länge und Stärke aufweisen und an beiden Enden mit Gummikappen überzogen sein.

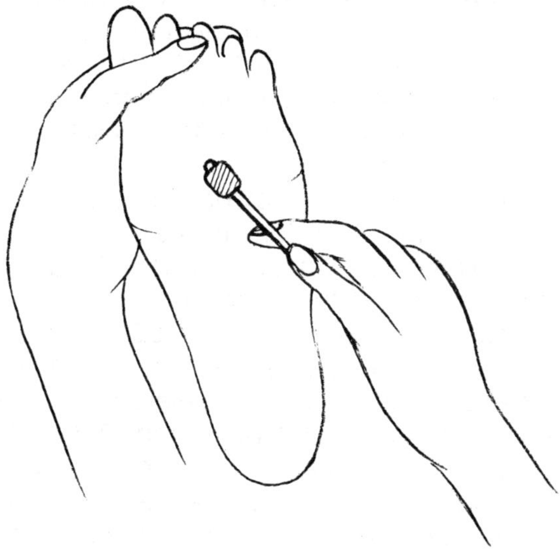

# Fußbeschwerden und ihre Ursachen

Millionen Bundesbürger stehen mit ihren Füßen auf ›schlechtem Fuß‹. Rücken- oder Kopfschmerz haben nicht selten ihre Ursache in den vernachlässigten Füßen. Denken Sie daran: Die Gesundheit Ihrer Wirbelsäule hängt mit von Ihren Füßen ab. Daher sind gesunde Füße so wichtig. Füße sind Schwerarbeiter!

Füße sind enorm belastbar in ihrer Funktion. Diese wichtige Funktion gilt es zu erhalten. So soll man dem Fuß, wie dem übrigen Körper auch, eine sorgsame Pflege angedeihen lassen. Man vermeide vor allem auch zu große Überlastung. Aber wir strapazieren unsere Füße immer wieder unbedenklich. Das Skelett des Fußes hat das Körpergewicht des Menschen ein Leben lang zu tragen. Die einzelnen Knochen sind in ihren Verbindungen durch Gelenke, Bänder und einer Vielzahl von Muskeln und Sehnen zu einer Fülle von Bewegungsarten imstande.

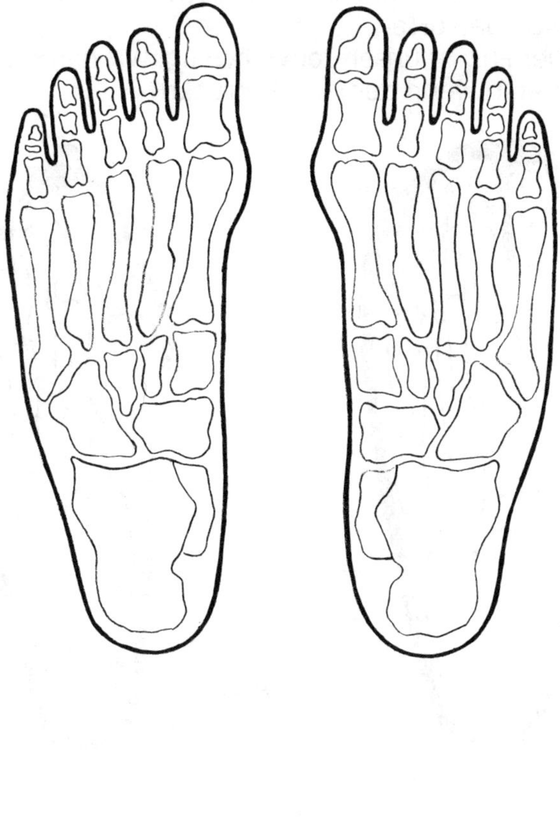

Zu enges Schuhwerk und zu hohe Absätze, die zu Organverlagerungen führen können, gefährden die Fußgesundheit. Besonders Frauen sind davon betroffen.

Der Fuß ist unser Gehwerkzeug. Wir bemerken ihn erst, wenn der ›Schuh drückt‹.

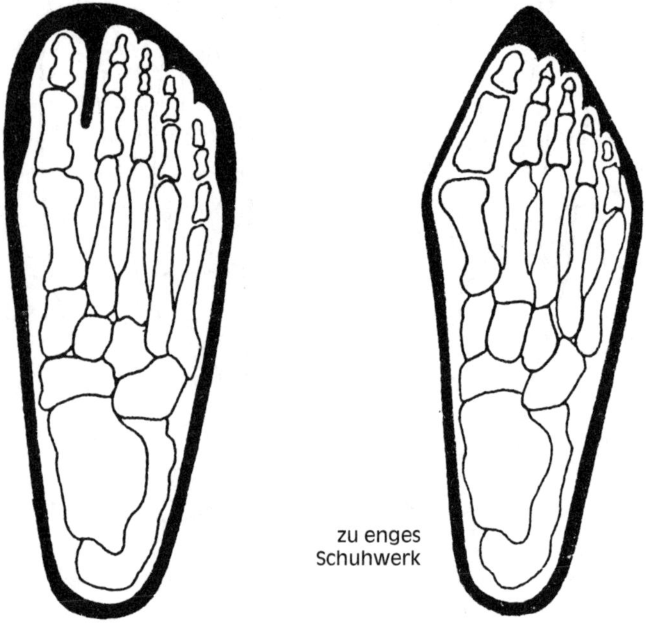


Viele leiden an Senkfüßen, Knickfüßen, Plattfüßen. Die technischen Errungenschaften (Auto!) verleiten den Menschen dazu, immer weniger zu gehen.

Es gibt ein großes Heer von Fußkranken. Der beste Weg zur Gesundheit ist – der ›Fußweg‹!

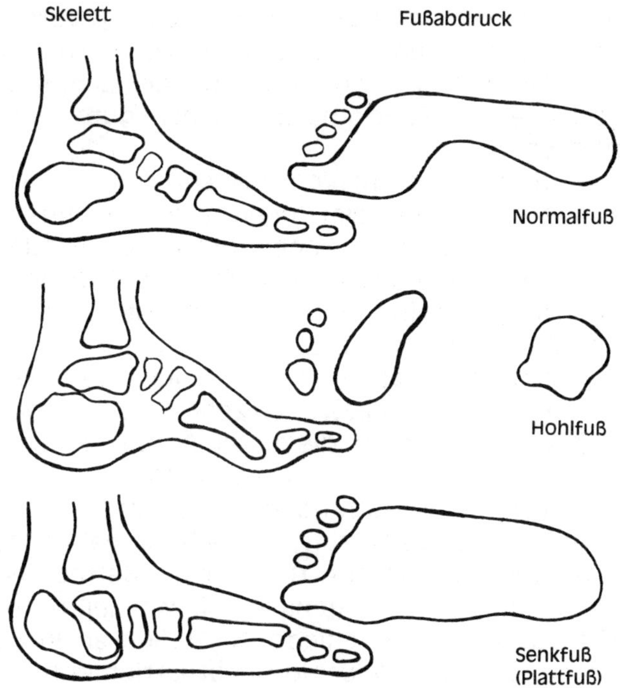


Die Fußpflege wird meistens vernachlässigt. Die Menschen vergessen einfach ihre Füße, weil sie so weit vom Gehirn entfernt sind. Fußhygiene ist Gesundheitsvorsorge. Die Fußpflege ist ein Bestandteil der Körperpflege und muß im Sinne der Gesundheit ernstgenommen werden.

Fußnägel schneidet man nicht rund, sondern spatenförmig, um ein Einwachsen zu verhüten. Hornhäute um die Fußnägel, an den Ballen oder Fersen werden durch ein Fußbad mit Kernseife aufgeweicht. Anschließend reibt man sie mit einem Bimsstein ab. Bei den sogenannten Hornhauthoblern ist allerdings Vorsicht geboten, denn damit nimmt man leicht zu viel Hornhaut weg. Sie wächst dann um so stärker nach. Man vertraue seine Füße am besten einem guten Fußpfleger an.

Heftige Fußschmerzen verschiedenster Art können – sowohl beim Gehen als auch in Ruhelage – im Bereich der Zehen, des Knöchels oder des hinteren Fußbereichs auftreten. Ihre Ursachen sind vielfältig. Sehr verbreitet ist der sogenannte Halluxvalgus. Die große Zehe ist dabei zur Kleinzehenseite abgeknickt und liegt teilweise über oder unter der zweiten Zehe. Es ist klar, daß sich in den Gebieten, die diesen Reflexzonen zugeordnet sind, Störungen entwickeln.

Sollten Sie am Strand oder sonstwo in der Sonne liegen, dann tun sie doch einmal etwas Ausgefallenes für Ihre Gesundheit. Betrachten Sie einmal Ihre Füße genauer. Sie werden unter Umständen an verschiedenen Stellen an Ihren Füßen Schwielen oder Hornhautpartien entdekken. Es könnten auch Schwellungen zu sehen sein. Wenn sich zum Beispiel auf dem linken Fußrücken (oberhalb des dritten und fünften Zehenbereichs) eine Schwellung gebildet hat, könnte dies ein Hinweis auf eine gestörte Kreislauffunktion sein. Der Fußtonus gibt einen interessanten Aufschluß über die innere Vitalität und Spannkraft eines Menschen.

Zuerst leiden die ungepflegten Füße an Sauerstoffmangel – dann die Beine. Es bilden sich oft unbemerkt Krampfadern. Schließlich fehlt nach und nach auch in anderen lebenswichtigen Organen des Körpers Sauerstoff. Die Leistungen fallen ab.

Das tägliche Waschen der Füße sollte mit einer Bürste, mit der ruhig und kräftig massiert wird, ausgeführt werden. Das fördert die Durchblutung, macht die Haut kräftig und geschmeidig. Das Fußbad mit ansteigender Erwärmung (mit speziellen Badezusätzen) hat sich als sehr wirkungsvoll für die bessere Durchblutung der Füße und dadurch des ganzen Organismus erwiesen. Man erreicht eine positive Aktivierung der verschiedenen Körperfunktionen.

Ferner verhindert die tägliche Waschung Hornhautbildung. Beim Abtrocknen muß man besonders darauf achten, daß zwischen den Zehen keine Feuchtigkeit zurückbleibt. Eventuell verbleibende Feuchtigkeit könnte Fußpilzerkrankungen fördern. Ein aufgetretener Fußpilz muß konsequent behandelt werden. Mangel an Hygiene und Luftzufuhr ist der Nährboden für den Fußpilz. Fußpilz ist mehr als nur eine Infektion. Er gilt als Symptom dafür, daß ein bestimmtes Organ gestört ist, und der Fußpilz sich nur deshalb an ›seiner‹ Reflexzone festsetzen konnte.

# Handreflexologie

Um 1600 tauchten erstmals in Europa Berichte auf, die sich mit der Behandlung innerer Organe durch Massage befaßten. Überliefert ist uns eine wissenschaftliche Arbeit des Leipziger Arztes Dr. Ball über die Reflexzonentherapie. Darin schildert er, wie der Florentiner Bildhauer Benevenuto Cellini (1500–1571) durch Druckmassage an Händen und Füßen von seinen Schmerzzuständen befreit wurde.

Zur Ergänzung der Reflexologie haben sich erst in jüngster Zeit Mildred Carter sowie Kevin und Barbara Kunz in den USA mit Handreflexzonen beschäftigt.

M. Carter schrieb 1981 über die Handreflexologie ›Key to Perfect Health‹ – Weg zur richtigen Gesundheit.

1984 erschien von Kevin und Barbara Kunz das Buch ›Hand and Foot Reflexologie – A Self Help Guide‹ – eine Selbsthilfemethode an Händen und Füßen.

In diesen beiden Büchern über Reflexzonen der Hände weichen die Festlegungen der einzelnen Zonen in manchen Teilen voneinander ab.

# Reflexzoneneinteilung der Hände

Die Reflexzonen der Handinnenflächen sind ähnlich angeordnet wie die an der Fußsohle

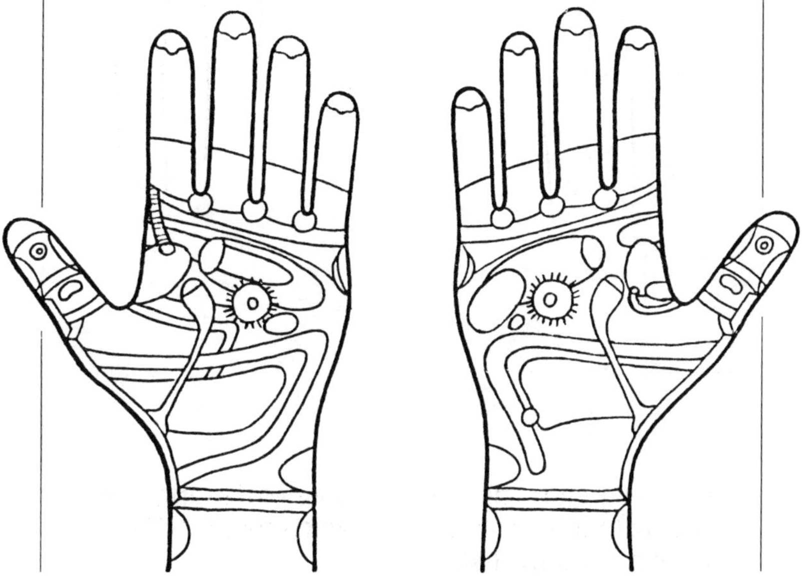

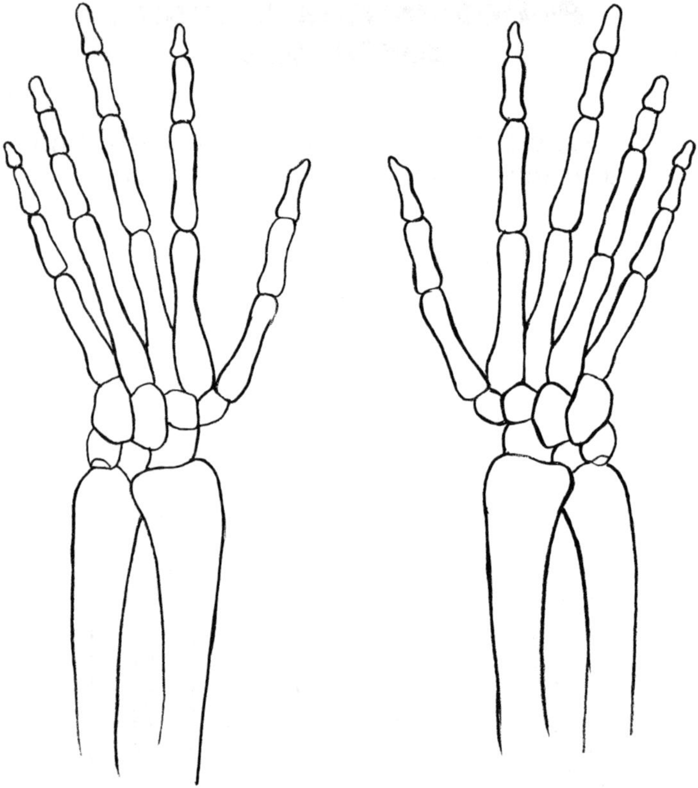

Darstellungen der Reflexzoneneinteilung der Hände (mit anatomischer Bezeichnung) auf Farbtafel nach Seite 144.

Ebenso wie bei den Füßen ist die Wirbelsäule an den Innenseiten der beiden Hände angelegt.

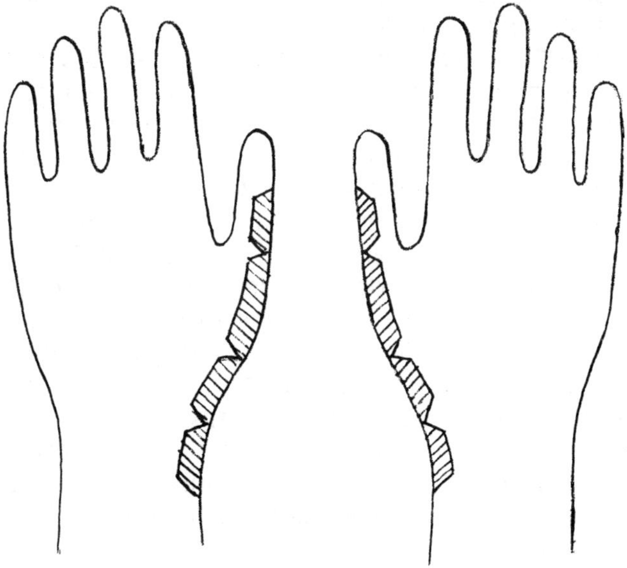

Bei der Therapie an den Händen ist es jedoch notwendig, länger als an den Füßen zu arbeiten. Durch die tägliche Arbeit sind die Handinnenflächen meist weniger sensibel als die Fußsohlen. Die Art der Druckanwendung muß variiert und den jeweiligen Bedürfnissen angepaßt sein.

Vor der Behandlung sollen keine Öle und Salben verwendet werden. Nach der Therapie – ebenso nach jedem Waschen – sollten die Hände aber unbedingt eingecremt werden.

Beim Ertasten der Reflexzonen in den Händen bekommt man Hinweise, wo sich rechts oder links im Körper organische Funktionsschwächen befinden. Man kann dadurch die ›schwächere Körperseite‹ des Patienten ermitteln. Meist wird das Ergebnis vom Patienten bestätigt.

Die Zonentherapie nach Dr. Fitzgerald weist auch in den Händen reflektorische Zonen auf. Sie stehen in Entsprechungen zu bestimmten Organen (bzw. deren Funktionen). Wenn auch die Reflexzonenmassage an den Füßen im allgemeinen beim Patienten stärker anspricht und schnellere Heilerfolge zeitigt, so hat die Reflexzonenmassage an den Händen auch Vorteile, so kann gerade bei ungelenkigen Menschen oder Körperbehinderten eine Selbstbehandlung besser ausgeführt werden. Zudem entfällt das Ablegen von Schuhen und Strümpfen.

Die Selbstbehandlung leichter Gesundheitsstörungen durch Handreflexzonenmassage wird ein- bis zweimal täglich je 5 bis 10 Minuten lang durchgeführt.

# Behandlungstechnik

Bei der Handreflexzonentherapie muß beachtet werden, daß die zu behandelnde Hand abgestützt wird. Nur dadurch hat man die Möglichkeit, den in den Zonen nötigen Druck gezielt anzubringen.

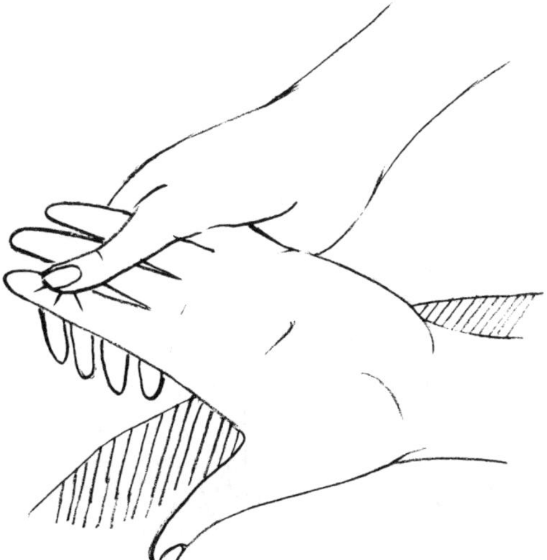

Es gibt keine allgemeine Regel für die Intensität des Drucks. Man soll hier mit individuellem Einfühlungsvermögen therapieren. Die Ausführungen über die Behandlungstechnik bei Füßen gilt auch für die Handreflexzonenbehandlung. Der Sedierungsgriff wird bei akuten Schmerzen angewendet (Neuralgien, Koliken, Zahnschmerzen, Verletzungen). Sedierung heißt Beruhigung. Man hält dabei 1 bis 3 Minuten die entsprechende Zone fest. Der erste Schmerz wird nach etwa 20 Sekunden schwächer.

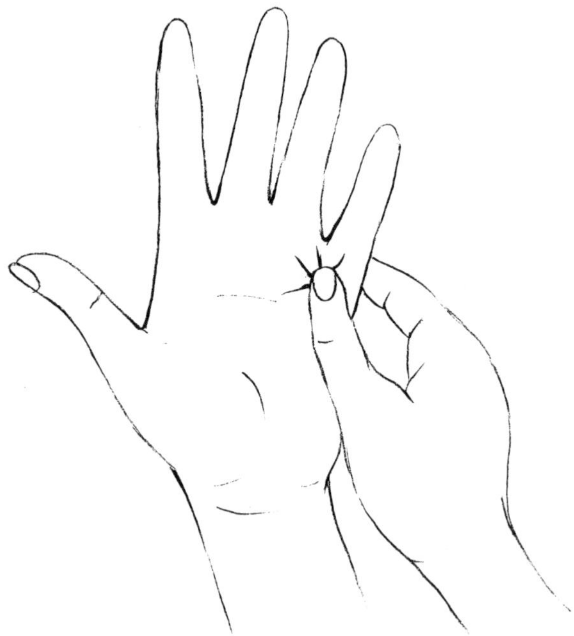

# Ablauf der Handreflexzonenmassage

## Wirbelsäulen- und Gelenkzonen

Zuerst wird der Nackenbereich in der Handinnenfläche unterhalb des ersten Daumengliedes behandelt. Anschließend therapiert man an den Randzonen des Daumens die Halswirbelsäule. Danach wird zunächst in der Handinnenfläche der Schultergürtel mit dem Schultergelenk, dessen Zone an der Außenseite liegt, behandelt. Um die Schultergürtelzonen besser zu entspannen, werden dieselben Zonen auch am Handrükken therapiert.

Man massiert über die Oberarmzone bis zum Ellbogenbereich (an der Außenseite des Handrückens). Dann folgen die Wirbelzonen, die ab Daumengrundgelenk (in der Innenhand) bis zum Handgelenk angelegt sind. Die Brustwirbelsäulenzonen gehen über in die Lendenwirbelzonen und enden in den Kreuzbein- und Steißbeinzonen.

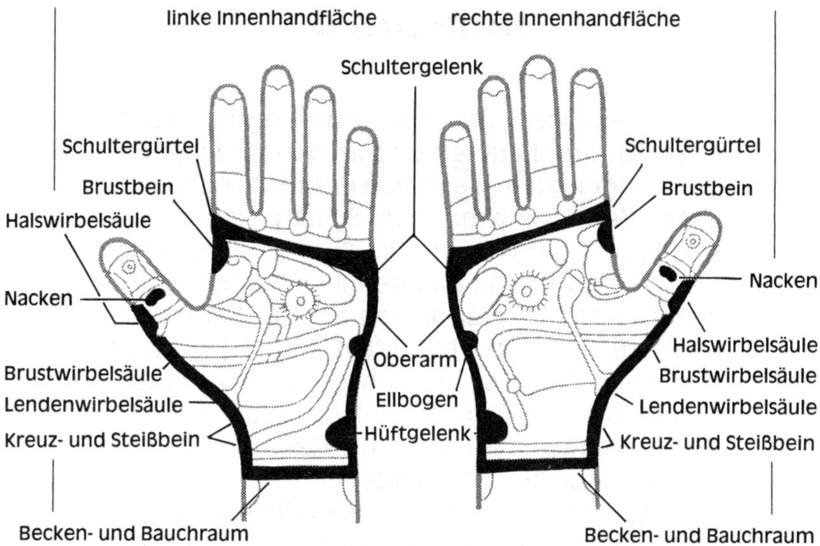
linke Innenhandfläche
rechte Innenhandfläche
Schultergelenk
Schultergürtel
Brustbein
Halswirbelsäule
Nacken
Brustwirbelsäule
Lendenwirbelsäule
Kreuz- und Steißbein
Oberarm
Ellbogen
Hüftgelenk
Schultergürtel
Brustbein
Nacken
Halswirbelsäule
Brustwirbelsäule
Lendenwirbelsäule
Kreuz- und Steißbein
Becken- und Bauchraum
Becken- und Bauchraum

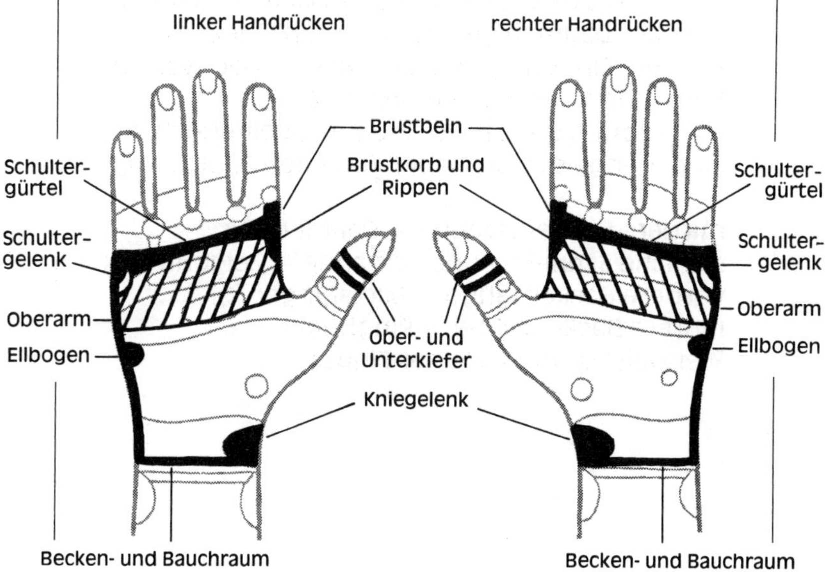
linker Handrücken
rechter Handrücken
Brustbein
Brustkorb und Rippen
Schulter-
gürtel
Schulter-
gelenk
Oberarm
Ellbogen
Ober- und Unterkiefer
Kniegelenk
Schulter-
gürtel
Schulter-
gelenk
Oberarm
Ellbogen
Becken- und Bauchraum
Becken- und Bauchraum

# Kopfzonen

Die Reflexzonen, die dem Kopfbereich entsprechen, sind im Daumen und im ganzen Fingerbereich angelegt. In der Mitte der beiden Daumen liegt die Nasenzone. Die Schläfenzonen sind rechts und links außen. Die Zonen des Nackens, die sich im zweiten Daumenglied (Handinnenfläche) befinden, entsprechen auf der Daumenaußenseite dem Gesichtsbereich. Dort sind auch die Zonen des Ober- und Unterkiefers zu finden. Hier behandelt man die Kopfzonen, um das Schädeldach sowie das Groß- und Kleinhirn über die Hirnanhangdrüse anzusprechen.

Durch das Kreisen der Daumen in ihren Grundgelenken können Bewegungseinschränkungen des Kopfes therapiert werden. Nach der Behandlung der Daumen geht man zu den Fingern über. An den Fingerkuppen der vier Finger werden Stirn- und Kieferhöhlen behandelt.

Die Zonen der Zähne sind im Nagelbereich der Finger angelegt. Sie haben folgende Zuordnung:

mittlere Schneidezähne – Daumen
seitliche Schneide- und Eckzähne – Zeigefinger
vordere Backenzähne – Mittelfinger
hintere Backenzähne – Ringfinger
Weisheitszähne – kleiner Finger

Die Oberkieferzone liegt hinter dem Daumennagelfalz, die Unterkieferzone am mittleren Daumengelenk.

Die weitere Massage der Kopfzonen erfolgt vom Zeigefinger bis zum Mittelfinger (am Grundgelenk), wo die Augenzonen liegen.

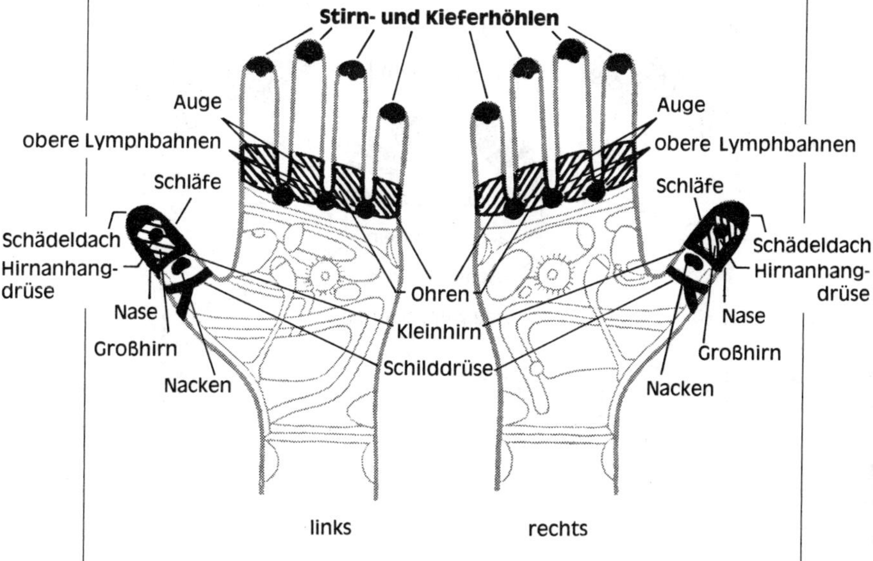

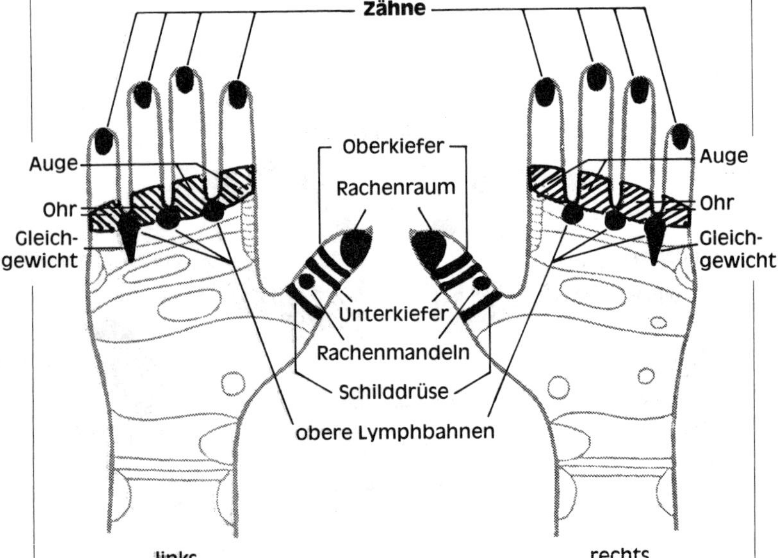
Zähne
Auge
Ohr
Gleich-
gewicht
Oberkiefer
Rachenraum
Unterkiefer
Rachenmandeln
Schilddrüse
obere Lymphbahnen
Auge
Ohr
Gleich-
gewicht
links
rechts

**Hinweis:** Die Zonen des rechten Auges befinden sich in der linken Hand, die des linken Auges in der rechten Hand. Ebenso kreuzen sich die Reflexzonen der Ohren, die am Ring- und kleinen Finger (seitlich des Fingerhalses hinauf) therapiert werden.

Zwischen Ring- und kleinem Finger, auf dem Handrücken, liegen auch die Zonen des Gleichgewichts.

Am Grundgelenk des Daumens auf dem Handrücken sind die Gaumenmandeln (Tonsillen) zu behandeln.

# Zonen der Atmungsorgane

Die Luftröhrenzone liegt in der Handinnenfläche am Zeigefinger. An diese Zone schließen sich die Bronchien- und Lungenzone an. Die Massage beginnt mit der Zone des Nasen-Rachen-Raums, die um den inneren Daumen angelegt ist. In beiden Händen ab Zeigefinger werden die Bronchienbereiche mit den Lungenzonen sowie die Sonnengeflechtszone behandelt.

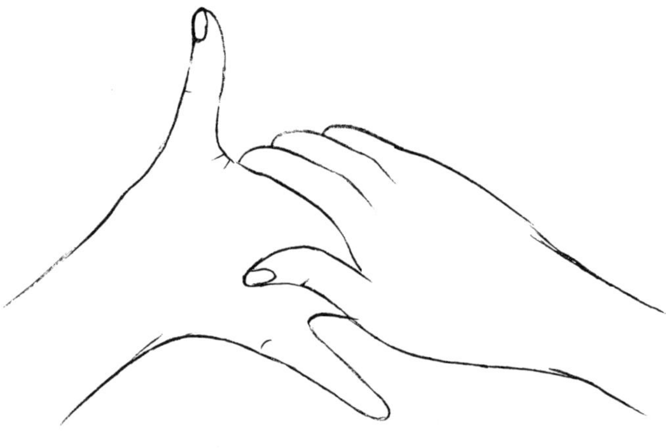

Die Luftröhrenzone und die Bronchien-Lungen-Bereiche sowie die Zwerchfellzonen werden auch am Handrücken therapiert.

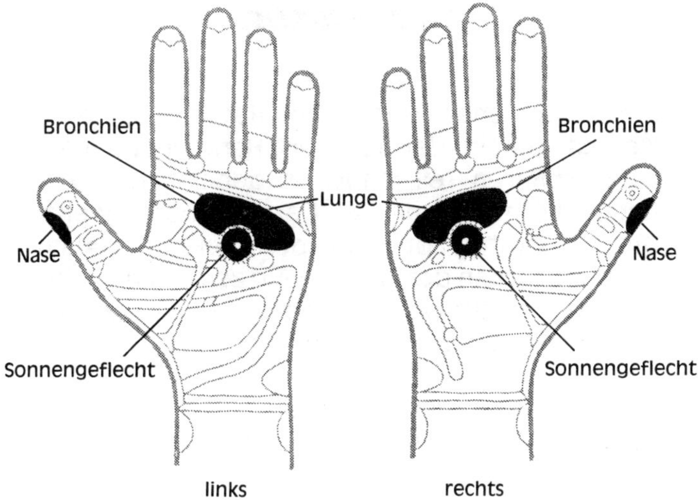
Bronchien
Bronchien
Lunge
Nase
Nase
Sonnengeflecht
Sonnengeflecht
links
rechts

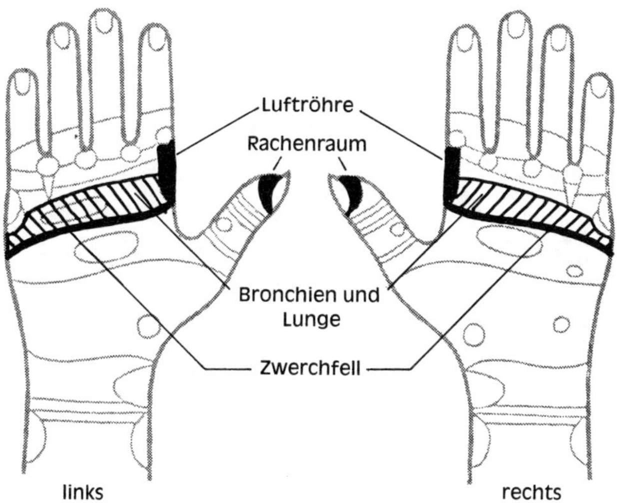
Luftröhre
Rachenraum
Bronchien und Lunge
Zwerchfell
links
rechts

# Herzzonen

Die eigentlichen Herzzonen liegen zu einem kleinen Teil in der rechten Handinnenfläche, zum größeren Teil jedoch in der linken Innenhand, die noch eine Herzbezugszone aufweist. Diese gesamten Zonen werden therapiert. Auch am Handrücken der linken Hand zeigt sich ab Zeigefinger nochmals eine Herzbezugszone, die den Blutkreislauf beeinflußt.

**Hinweis:** Diese Herz-Kreislauf-Zone darf nur mit mäßigem Druck therapiert werden.

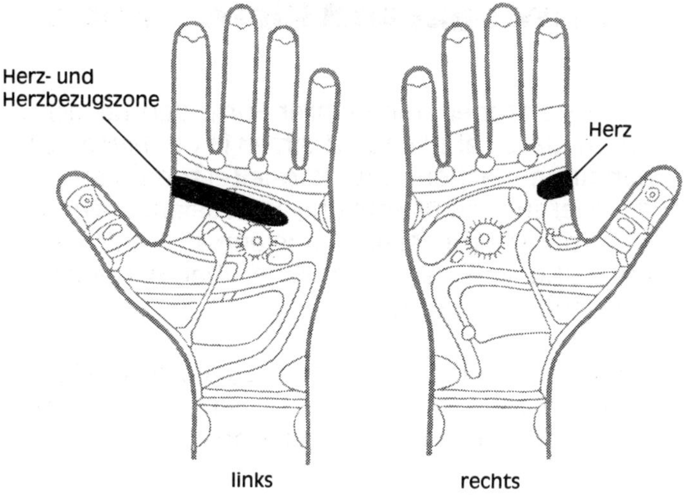
Herz- und
Herzbezugszone
Herz
links
rechts

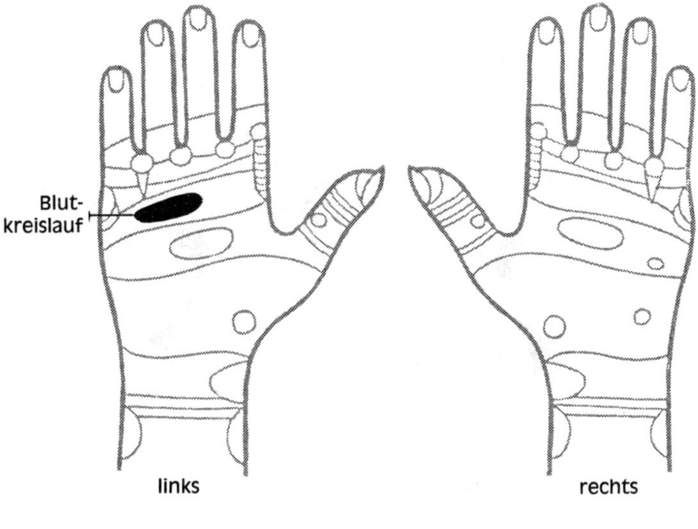
Blut-
kreislauf
links
rechts

# Harnwege- und Nierenzonen

Die Nierenzonen, die in ihrer Form den tatsächlichen Nieren ähnlich sind, sitzen in der Mitte der Handinnenflächen. Die Harnleiterzone verbindet Nieren- und Blasenzone, welche am unteren Ende der Daumensehne angelegt ist. Man therapiert also von der Blasenzone über Harnleiterzone zur Nierenzone.

**Hinweis:** Hier befinden sich auch die untere Wirbelsäulenzone, die stets bei Nieren- oder Blasenbefunden mit zu therapieren sind.

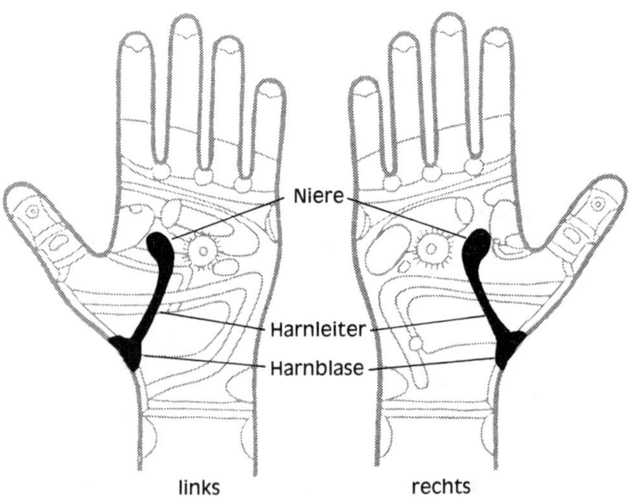

# Zonen der Verdauungsorgane

An der linken Handinnenfläche folgt auf die Speiseröhrenzone die Zone des Mageneingangs *(Kardia).* Diese Zonen werden zuerst behandelt. Danach folgt der linke Magenzonenteil, welcher mit dem größeren Teil der Bauchspeicheldrüsenzone *(Pankreas)* therapiert wird. Wie erkennbar, überlappt die Magenzone, an der Innenseite der rechten Hand gelegen, die Zone des Magenausgangs (Magenpförtner).

Anschließend erfolgt die Massage der großen Leberzone mit der Gallenblasenzone, die nur in der rechten Innenhand angelegt ist. Nun werden die Darmzonen behandelt. Man beginnt in der rechten Handinnenfläche an der Zone des Magenausgangs und geht weiter zur Zwölffingerdarmzone, die sich bis zur Mitte der linken Innenhand zieht und in die Dünndarmzone mündet. An der linken Außenseite der rechten Innenhand gegenüber der Blasenzone beginnt die Massage des aufsteigenden Dickdarms. Etwas höher liegt die Zone des Blinddarms. Dort liegt auch die Zone der Ileozökalklappe, die den Übergang vom Dünndarm zum Dickdarm darstellt. Anschließend kommt man in die querverlaufende Dickdarmzone, die sich in der linken Hand fortsetzt. Dann, an der rechten Außenseite nach unten gehend, ist die absteigende Dickdarmzone angelegt. Die Zone des S-förmigen Dickdarms leitet über in das Rektal-Anal-Gebiet.

**Hinweis:** Letzteres ist eine wichtige Zone, die sich oft schmerzhaft zeigt. Hier werden z.B. Hämorrhoiden behandelt.

Die gesamten Dickdarmzonen werden in einem Durchgang massiert, d.h. vom aufsteigenden, über den querliegenden und absteigenden Dickdarm bis in das Rektal-Anal-Gebiet. Ebenso sind die Dünndarmzonen als Einheit zu therapieren.

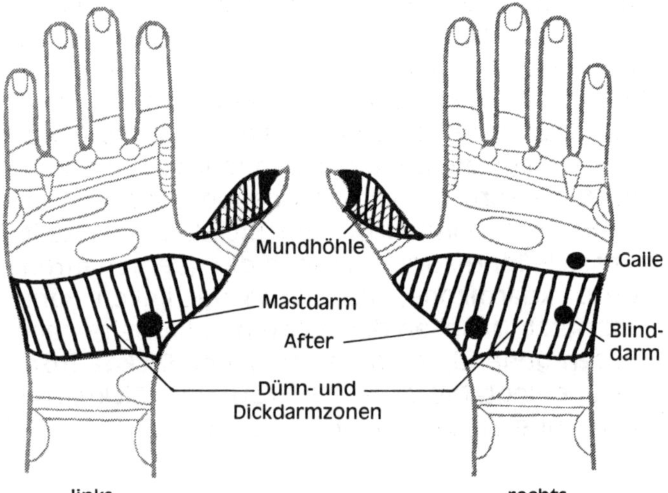

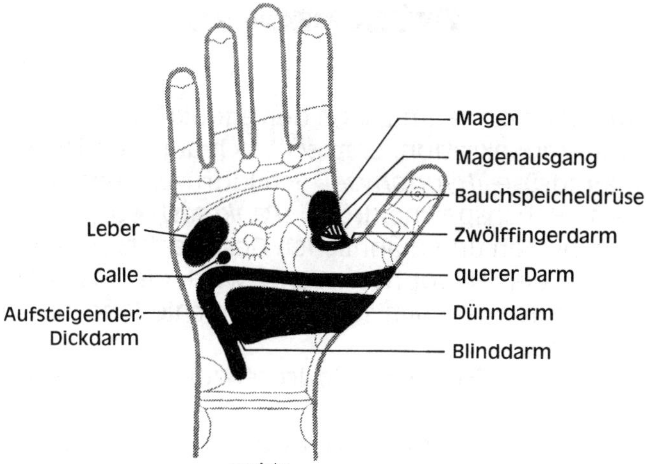


rechts

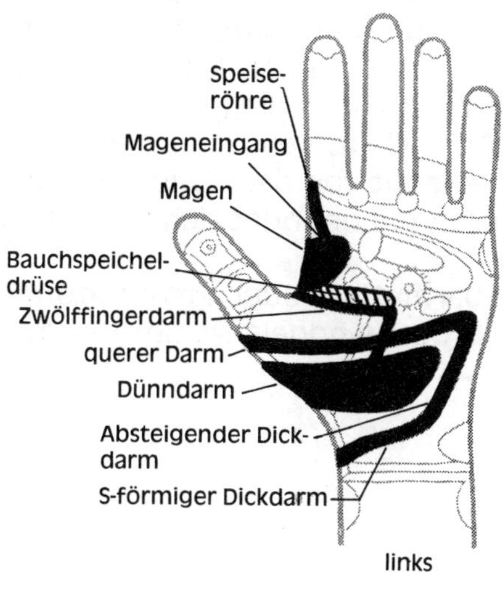


links

# Drüsenzonen

Die Reflexzonenmassage der endokrinen Drüsen (innerer Sekretion) erstreckt sich auf die Hirnanhangdrüse *(Hypophyse),* Schilddrüse, Nebennieren, Bauchspeicheldrüse *(Pankreas),* sowie die weiblichen und männlichen Geschlechtsorgane.

Mit der Hypophysenzone wird die Massage begonnen (s. auch Kapitel ›Verschiedene Grifffolgen‹).

Danach wird die Schilddrüsenzone therapiert.

**Hinweis:** Die Schilddrüsenzone sollte erst ab der dritten Behandlung massiert werden.

Es folgen dann die Zonen der Nebennieren, die den Nieren als kappenförmiges Organ aufsitzen. Die Nierenzonen werden in beiden Handinnenflächen therapiert, dabei behandelt man die Nebennierenzonen automatisch mit, da sie für eine separate Behandlung zu klein sind. Die Bauchspeicheldrüsenzonen liegen in der Mitte der Hände. Der größte Teil ist in der linken Innenhand (überlappt von der Magenzone) zu finden. Der kleinere Teil befindet sich in der rechten Innenhand.

Die Gebärmutter- oder Prostatazonen liegen unterhalb des Handgelenks auf der Innenseite.

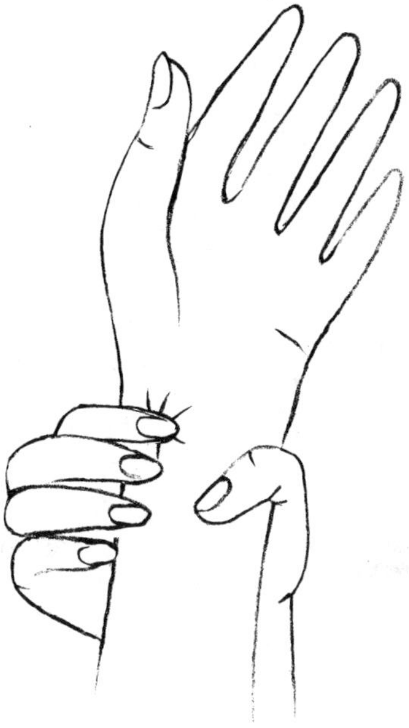

Von dort aus therapiert man über die Eileiter- bzw. Leistenkanalzonen zur Außenseite, wo sich die Zonen der Eierstöcke bzw. Hoden befinden.

**Hinweis:** Bei den Händen wird um das ganze Handgelenk herum therapiert. Dabei ist es gleichgültig, ob man innen oder außen beginnt.

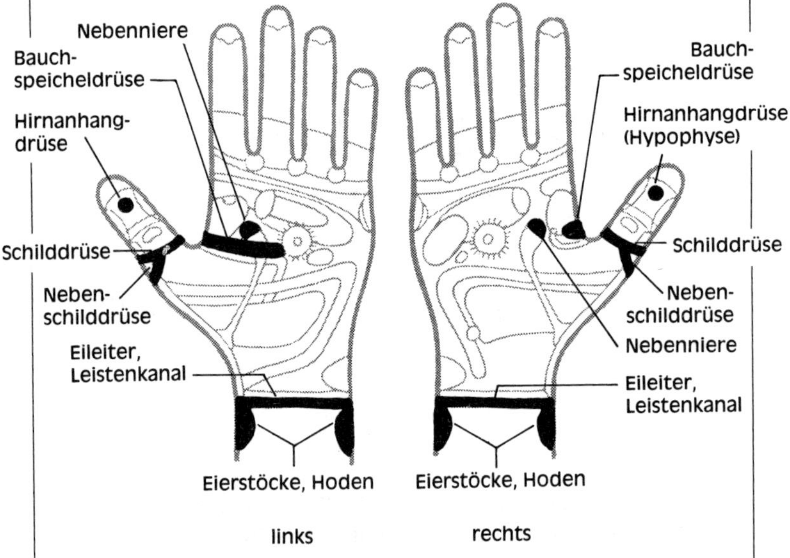
Nebenniere
Bauch-
speicheldrüse
Hirnanhang-
drüse
Schilddrüse
Neben-
schilddrüse
Eileiter,
Leistenkanal
Eierstöcke, Hoden
links
Bauch-
speicheldrüse
Hirnanhangdrüse
(Hypophyse)
Schilddrüse
Neben-
schilddrüse
Nebenniere
Eileiter,
Leistenkanal
Eierstöcke, Hoden
rechts

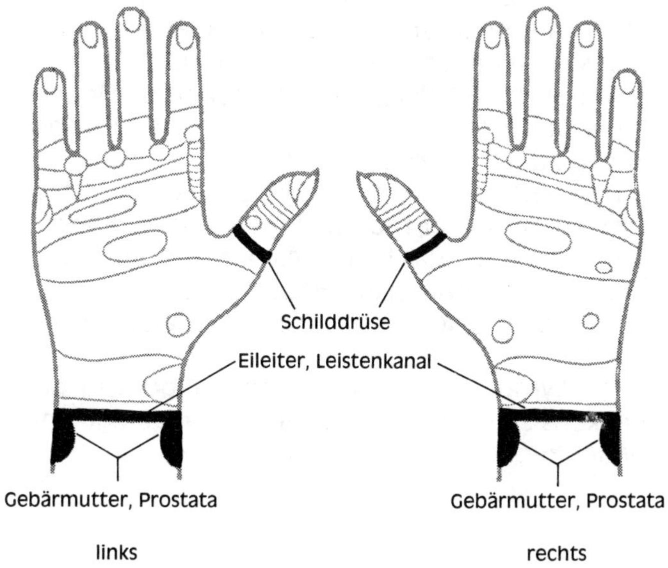
Schilddrüse
Eileiter, Leistenkanal
Gebärmutter, Prostata
Gebärmutter, Prostata
links
rechts

# Lymphzonen

Die Lymphzonen werden am Ende der Massage behandelt. Zur Aktivierung und Entgiftung der oberen Lymphbahnen wird in der Handinnenfläche um die Fingergrundgelenke bis in die Zwischenräume herum massiert. Diese Zonen befinden sich gegenüber am Handrücken.

Am unteren Teil der Schulterzonen der Innenhand und des Handrückens werden die Lymphknoten der Achselhöhle behandelt.

Die Blinddarmzone und die der Ileozökalklappe sind nur in der rechten Innenhand zu finden.

Die Milzzone, das lymphreichste Organ, ist nur in der linken Innenhand zu behandeln.

Am Handrücken sind die Brustdrüsen zu therapieren.

Die Lymphknoten der Leistenbeuge und des Beckens sind um das Handgelenk angelegt und bilden die Beckenlymphbahnen.

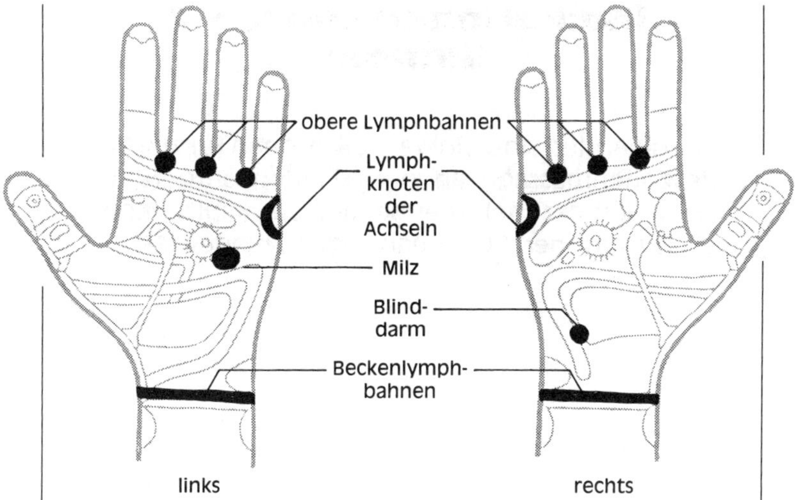

obere Lymphbahnen
Lymph-
knoten
der
Achseln
Milz
Blind-
darm
Beckenlymph-
bahnen
links
rechts


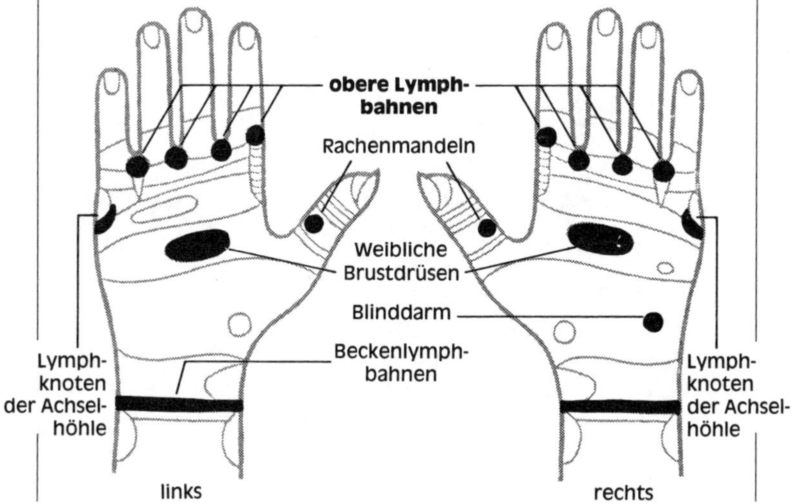

obere Lymph-
bahnen
Rachenmandeln
Weibliche
Brustdrüsen
Blinddarm
Beckenlymph-
bahnen
Lymph-
knoten
der Achsel-
höhle
Lymph-
knoten
der Achsel-
höhle
links
rechts

# Indikationen von A – Z (Hände)

Im folgenden sind einige Indikationen für die Reflexzonenmassage an den Händen aufgeführt (RZ = Reflexzone). Hier sei auf das Kapitel Kontraindikationen (›Gegenanzeigen‹) hingewiesen.

**Akne**

RZ: Leber, Galle, Blase, Harnleiter, Niere, Nebenniere, obere Lymphbahnen.

Akne ist ein Zeichen mangelhafter Entgiftung. Ernährung überprüfen und eventuell umstellen! (Schokolade, gehärtete Fette usw. meiden.)

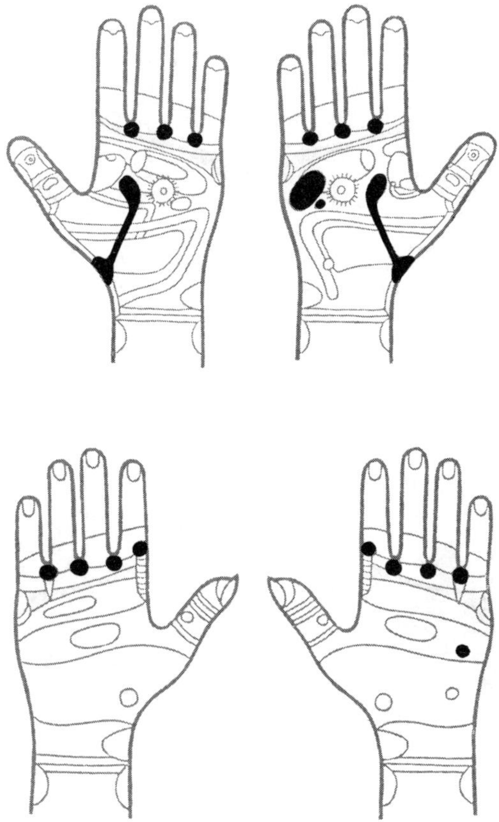

**Armschmerzen**

RZ: Nacken, Wirbelsäule, Schultergürtel, Schultergelenk, obere Lymphbahnen.

Auch am gegenüberliegenden Arm behandeln oder lokal am seitengleichen Bein (s. Abb. Seite 14).

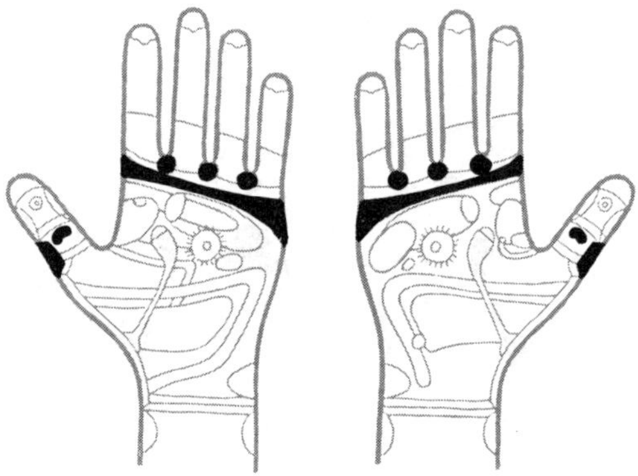

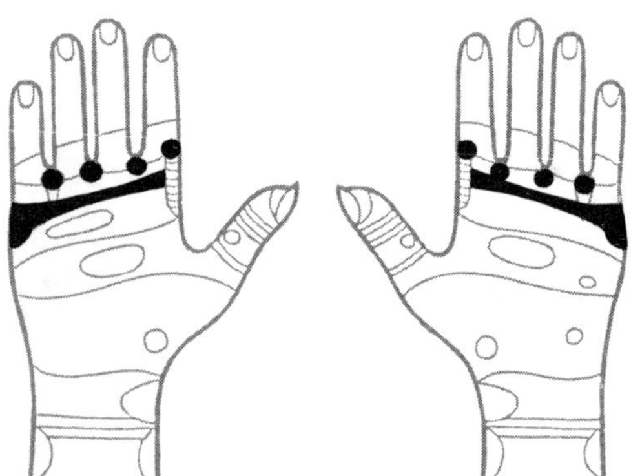

**Arthritis – Arthrose**

RZ: Magen, Leber, Galle, Nebenhöhlen, Zähne, Blase, Harnleiter, Niere, Wirbelsäule, Dünn- und Dickdarm, Milz, Nebenniere, obere Lymphbahnen und Beckenlymphbahnen, Gelenkzonen (insbesondere die Zonen des von Schmerzen befallenen Gelenks).

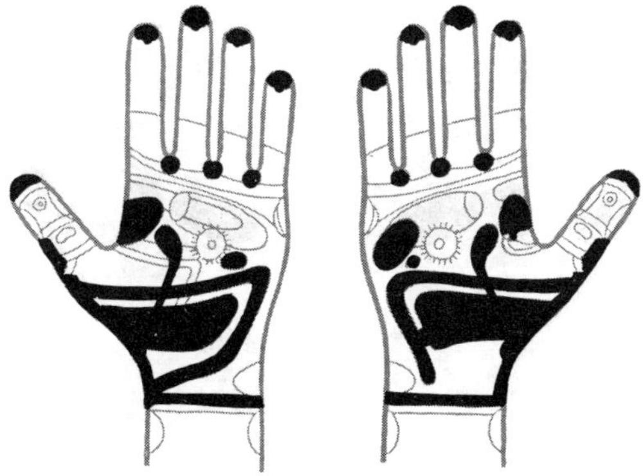

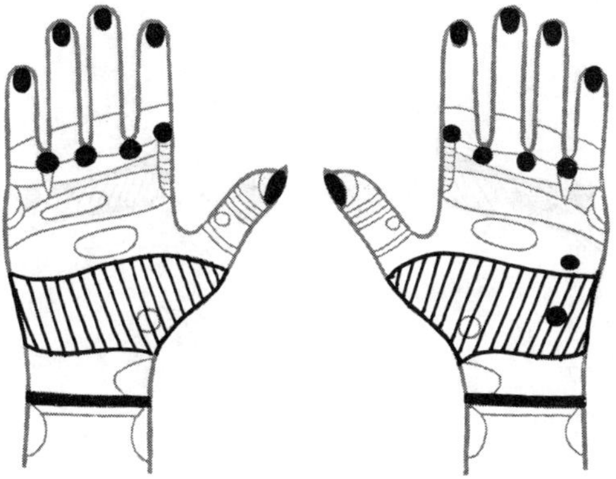

**Atembeschwerden**

RZ: Kopfbereich, Großhirn, Luftröhre, Bronchien, Lunge, Zwerchfell (evtl. Magen, Herz, Nase, Wirbelsäule, Kreislauf).

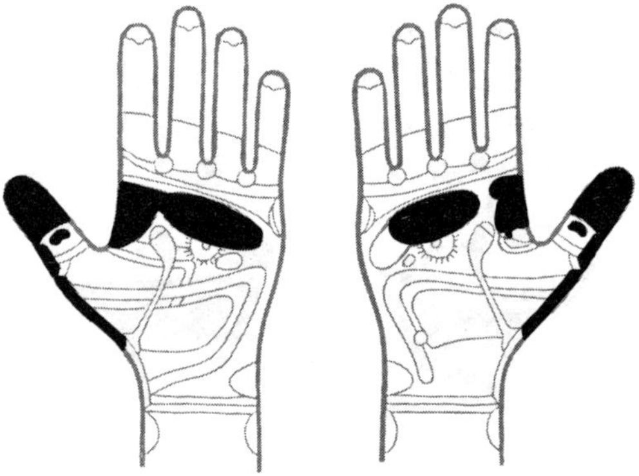

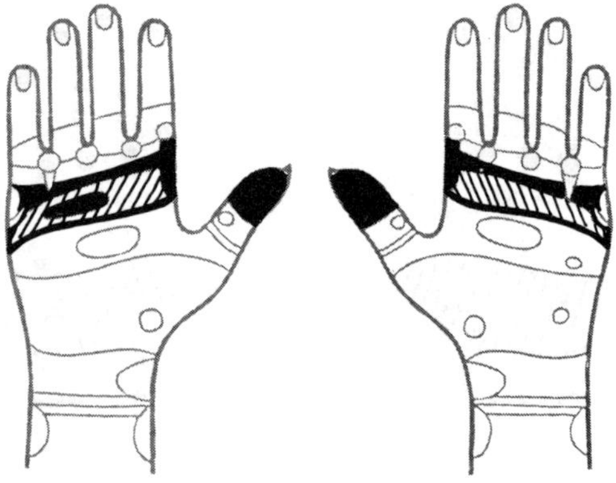

**Augenstörungen**

RZ: Blase, Harnleiter, Niere, Nacken, vor allem Augen.

Beachten Sie bitte: RZ des linken Auges in der rechten Hand, des rechten Auges in der linken Hand.

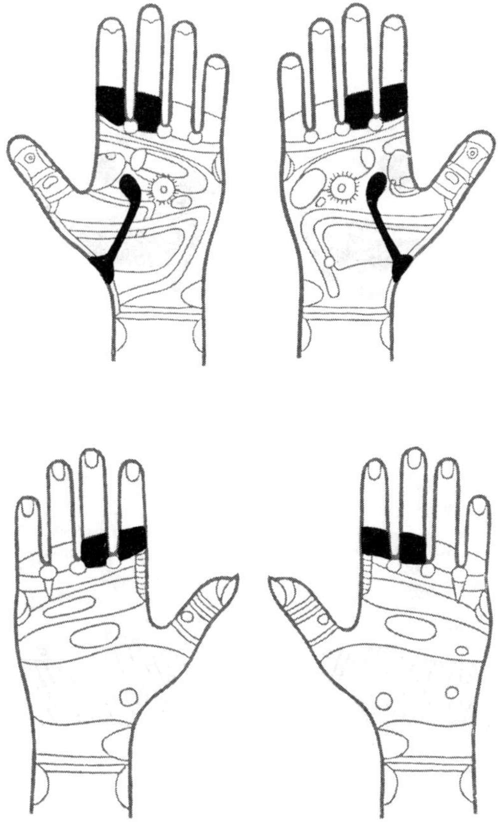

**Bandscheibenbeschwerden**

RZ: Gesamte Wirbelsäule Wirbel um Wirbel behandeln, außerdem Blase, Harnleiter, Niere, Leber, Galle, Magen, Dünn- und Dickdarm.

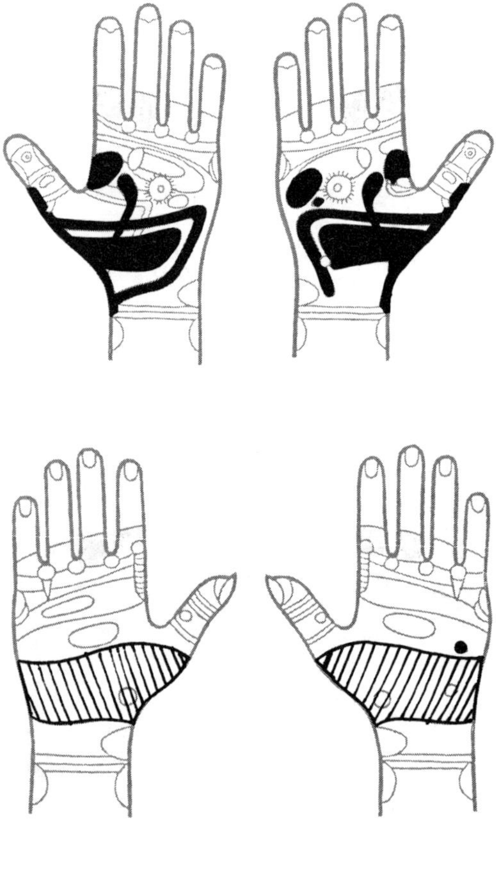

**Bauchschmerzen**

RZ: Magen, gesamte Darmzonen mit Ileozökalklappe, Wirbelsäule, Leber, Galle, Sonnengeflecht, Zwerchfell, Hirnanhangdrüse, Bauchspeicheldrüse, Nebenniere, Mastdarm, After.

Ernährung und Lebensgewohnheiten überprüfen!

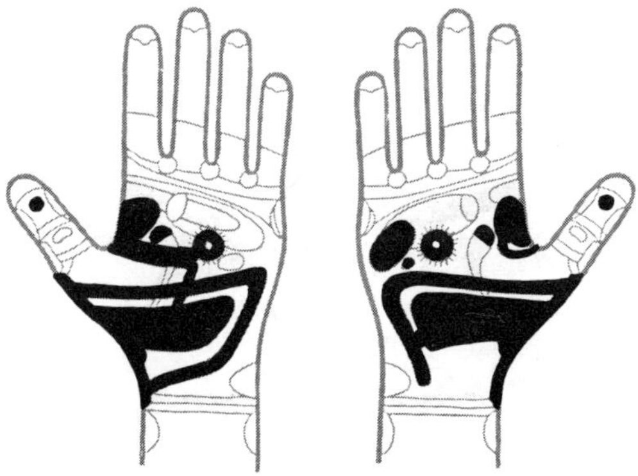

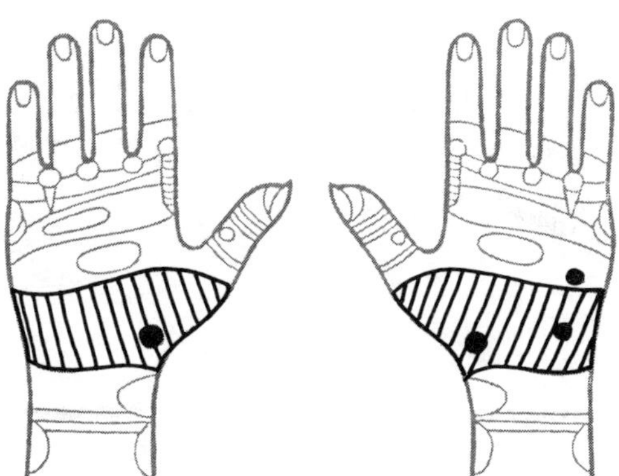

**Beine** (geschwollen)
RZ: Blase, Harnleiter, Niere, Herz, Kreislauf, Wirbelsäule, Beckenlymphbahnen.

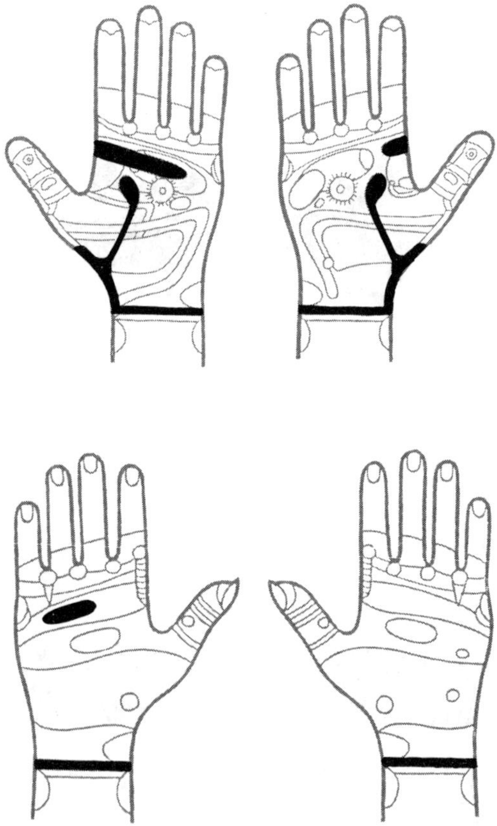

## Bettnässen

RZ: Blase, Harnleiter, Niere, Wirbelsäule, Sonnengeflecht, Zwerchfell, Hirnanhangdrüse, Schilddrüse, Nebenschilddrüse, Bauchspeicheldrüse, Genitalbereich, Beckenlymphbahnen.

Eventuelle Wasseradern abschirmen!

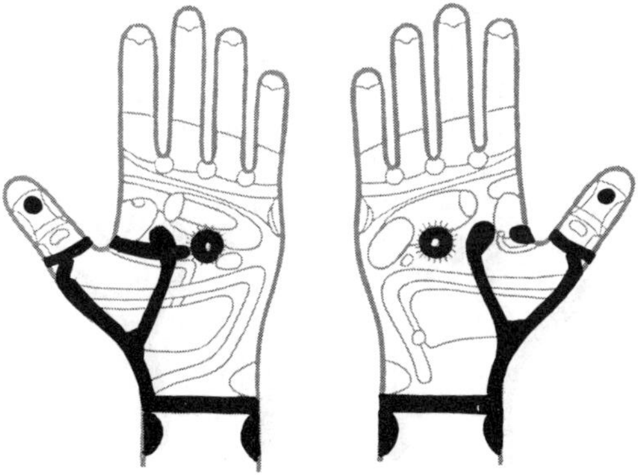

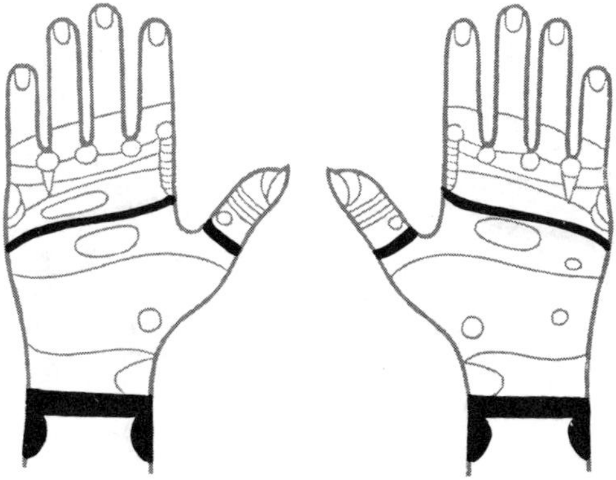

**Blasenreizung**

RZ: Blase, Harnleiter, Niere, Milz, Wirbelsäule, Sonnengeflecht, Zwerchfell, Genitalbereich, Beckenlymphbahnen.

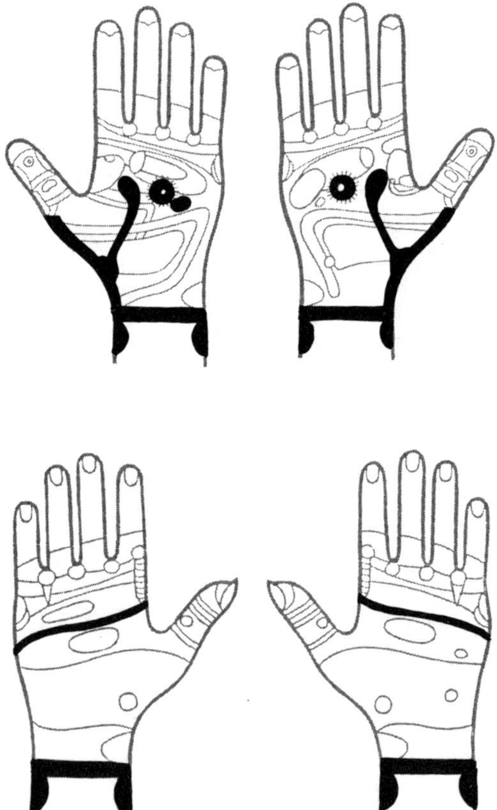

**Brennende Füße**

RZ: Harnleiter, Niere, Leber, Galle, Herz, Blutkreislauf, obere Lymphbahnen.

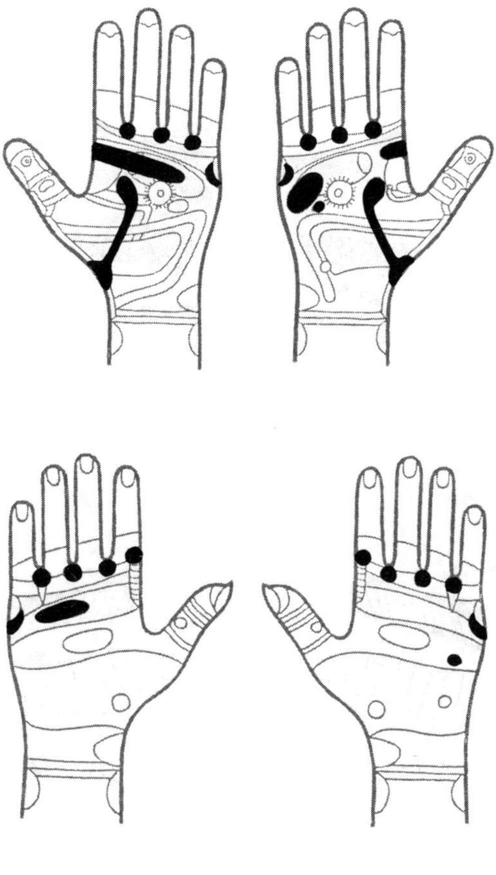

**Bronchitis**

RZ: Luftröhre, Bronchien, Lunge, Schultergürtel, Leber, Galle, Blase, Zwerchfell, Dünn- und Dickdarm, Nebenschilddrüse, Milz, Nebennieren, Genitalbereich, obere Lymphbahnen.

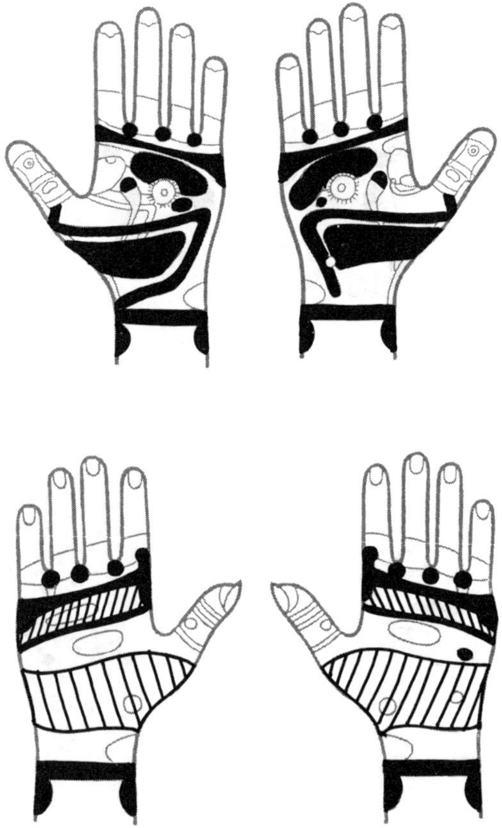

**Darmschleimhautentzündung**

RZ: Alle Darmzonen, Magen, Leber, Galle, Wirbelsäule, Bauchspeicheldrüse, Nebenniere, Schilddrüse, Hirnanhangdrüse, Zwerchfell, Sonnengeflecht, Genitalbereich, Beckenlymphbahnen.

Ernährung umstellen!

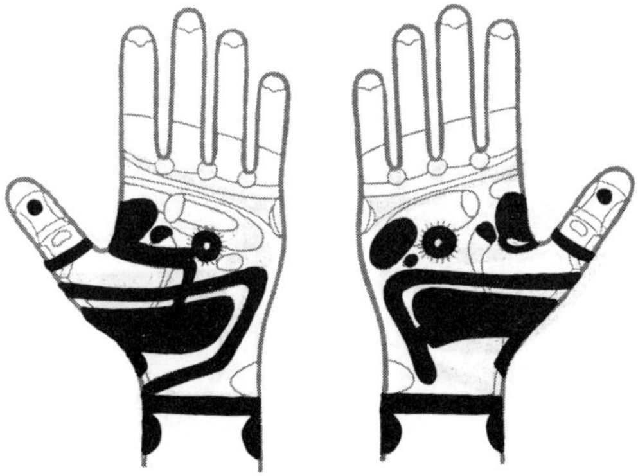

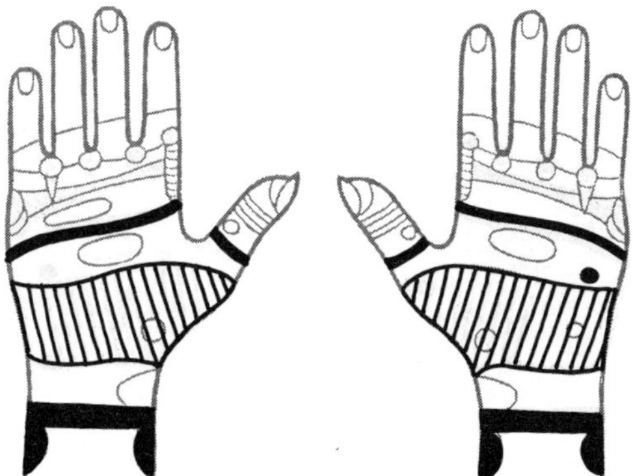

**Durchblutungsstörungen** (peripher)

RZ: Leber, Galle, Wirbelsäule, Schultergürtel, Dünn- und Dickdarm, Sonnengeflecht, Zwerchfell, Bauchspeicheldrüse, Beckenlymphbahnen.

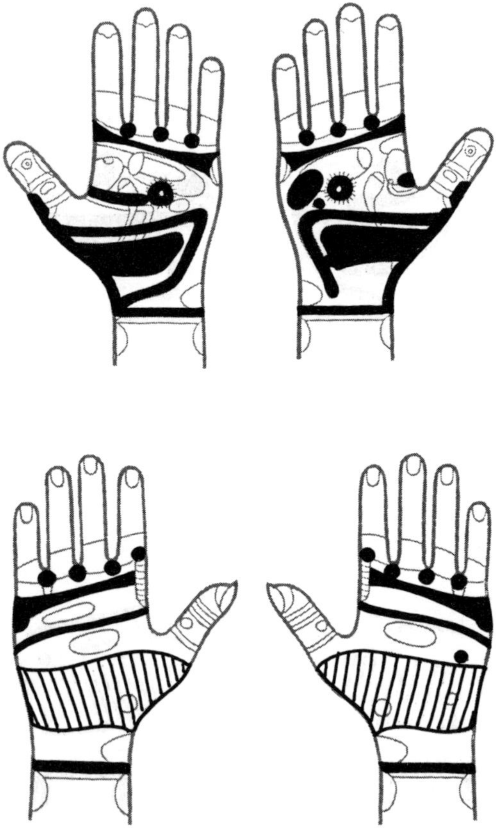

**Eisenmangel**
RZ: Milz, obere Lymphbahnen.

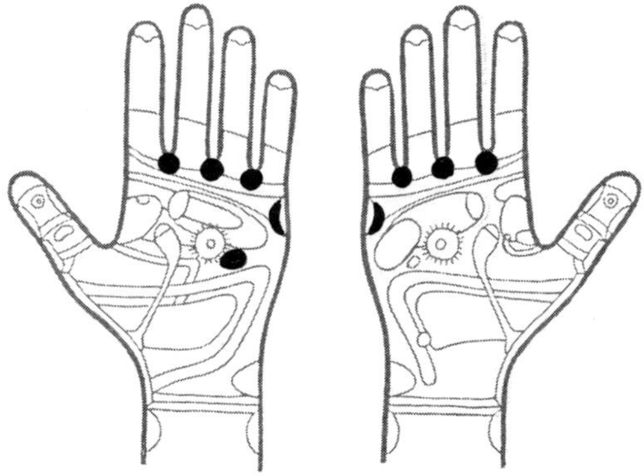

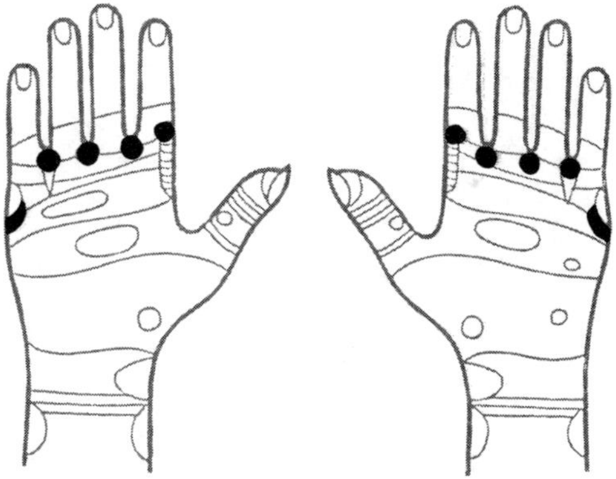

**Fieber**
RZ: Hirnanhangdrüse, Mandeln, Milz, Ileozökalklappe, obere Lymphbahnen.

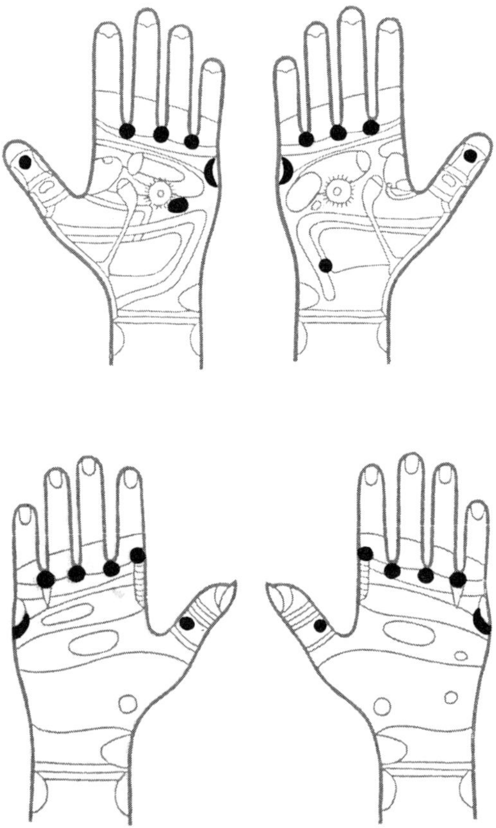

**Fingernägel** (brüchig)
RZ: Leber, Galle, Magen, gesamte Darmzonen, Mastdarm, After, Nebenschilddrüse, Bauchspeicheldrüse.

Eventuell liegt ein Mangel an Kalzium oder Kieselsäure (Silicea) vor.

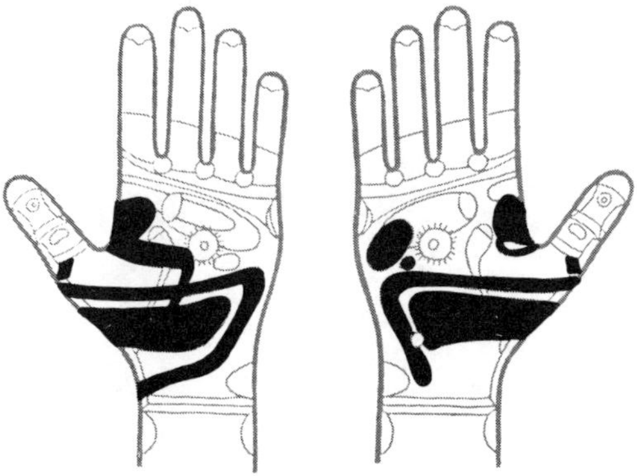

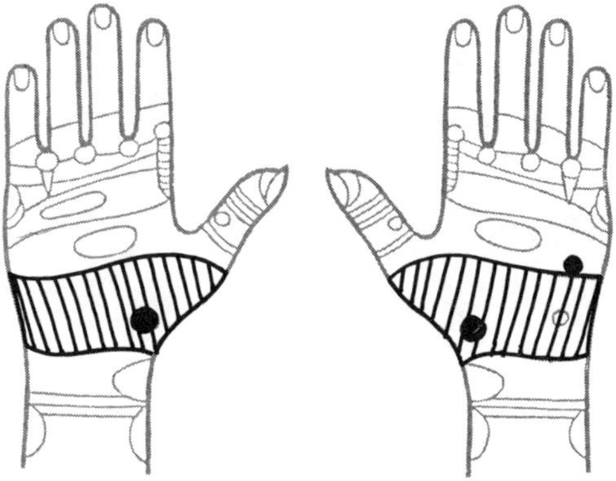

**Fußgelenkstörungen**
Massage der entsprechenden Zone am Handgelenk (s. Abb. Seite 14).

**Gallenblasenbeschwerden**

RZ: Leber, Galle, gesamter Darm, rechter Schultergürtel, Zwerchfell, Wirbelsäule, Bauchspeicheldrüse, Ileozökalklappe.

Bei akutem Zustand wird wegen eines eventuellen Steinabgangs die Leber und Gallenblasenzone sedierend behandelt; die beiden Zonen 1 bis 2 Minuten festhalten. Breite Schuhe tragen!

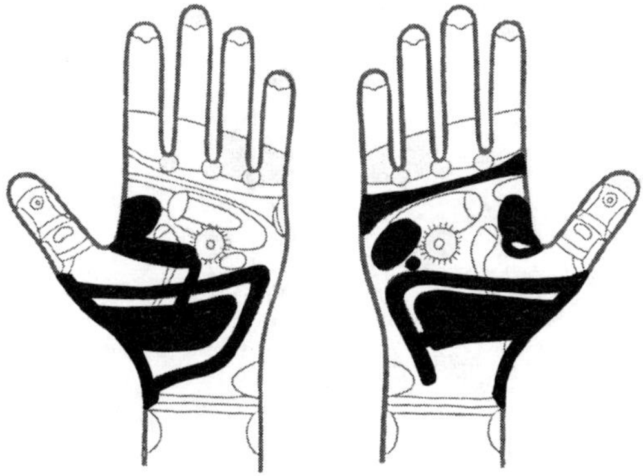

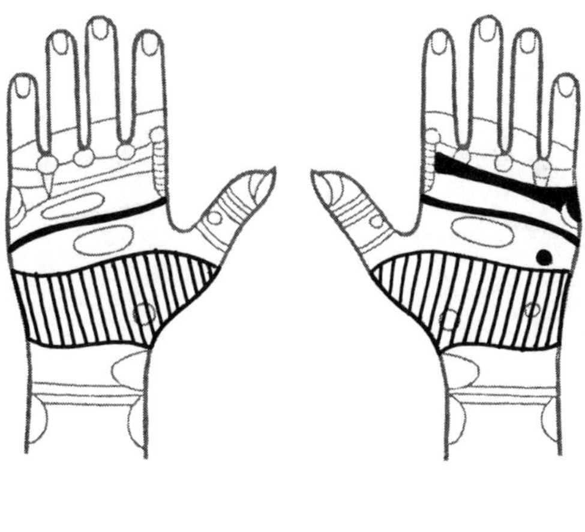

**Gehörschwäche**

RZ: Ohr, alle Kopfzonen, Rachenraum, Sonnengeflecht, Zwerchfell, Milz, obere Lymphbahnen.

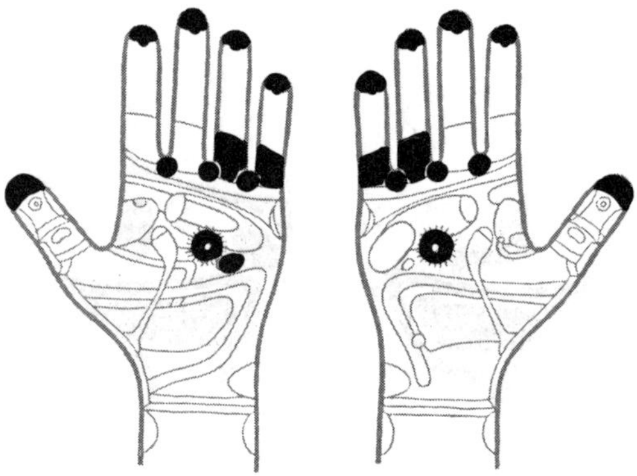

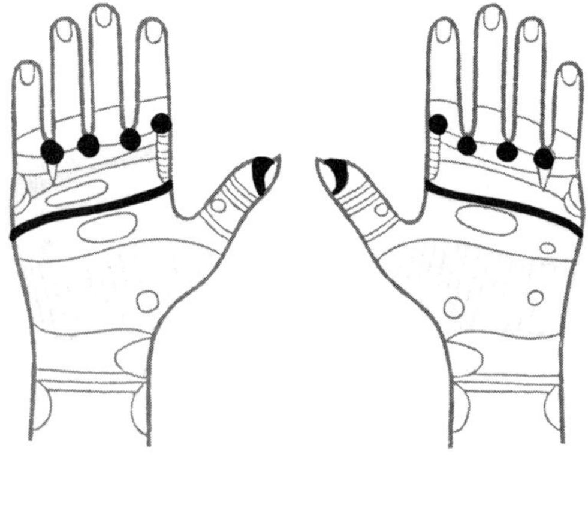

**Gelenkschmerzen**

RZ: Blase, Harnleiter, Niere, Nebenschilddrüse, Nebenniere, obere Lymphbahnen, Beckenlymphbahnen.

Massage der schmerzenden Gelenkzone.

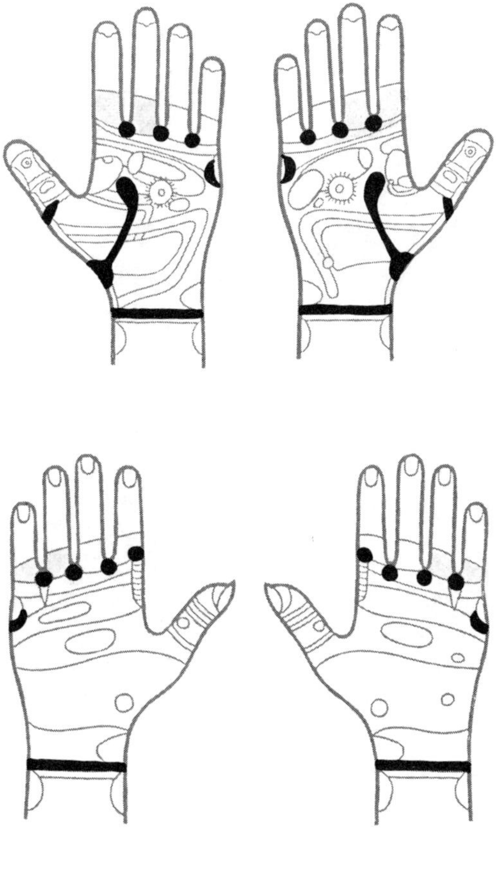

**Gerstenkorn**

RZ: des zuständigen Auges und der oberen Lymphbahnen.

Beachten Sie: RZ des linken Auges in der rechten Hand, des rechten Auges in der linken Hand.

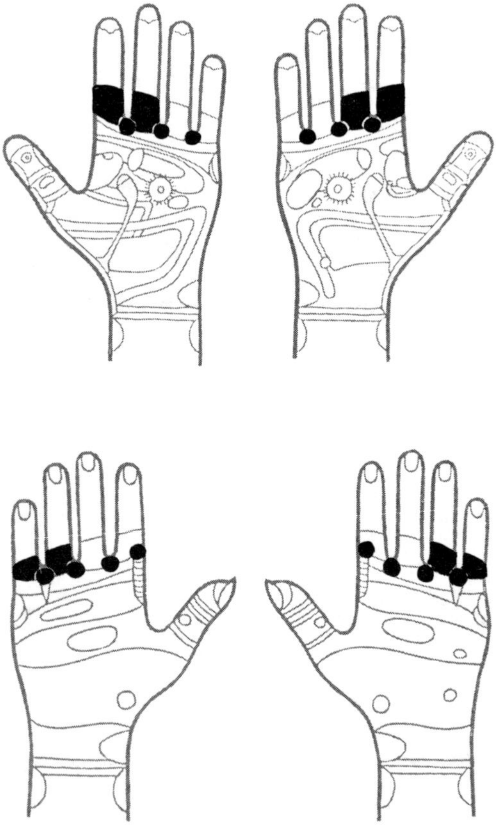

**Gleichgewichtsstörungen**

RZ: Ohren, obere Lymphbahnen, Gleichgewicht (Vestibular).

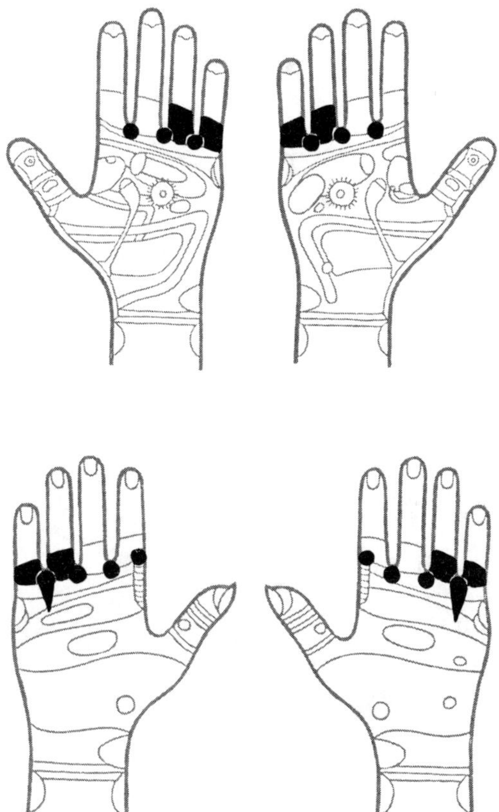

**Grippaler Infekt**
RZ: Stirn- und Kieferhöhlen, Nase, Rachenraum, Mandeln, Milz, obere Lymphbahnen.

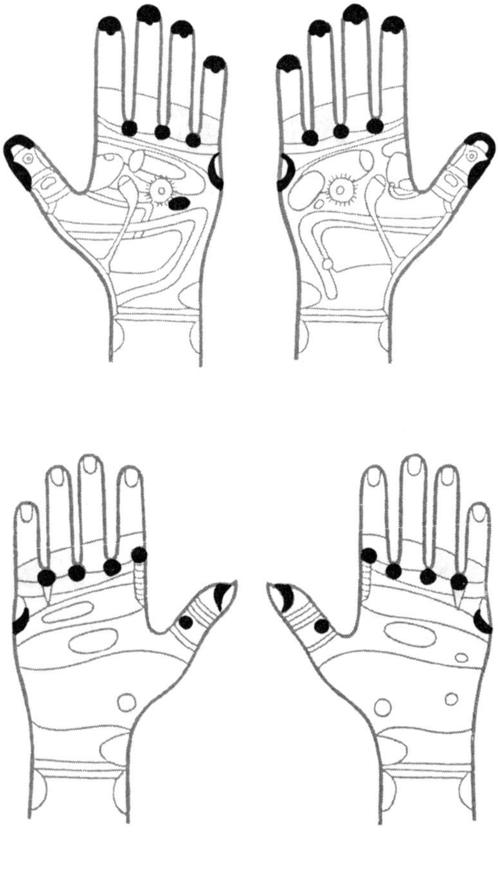

**Halsschmerzen**

RZ: Rachenraum, Mandeln, obere Lymphbahnen.

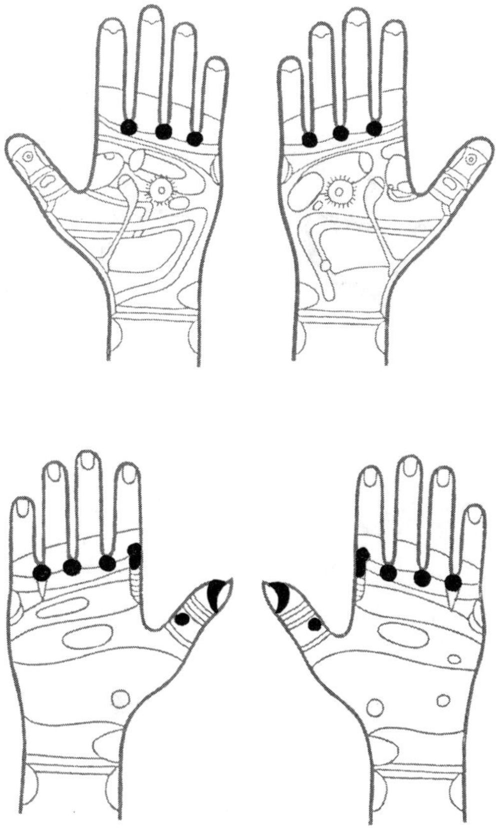

**Hämorrhoiden**

RZ: Blase, Harnleiter, Niere, Dickdarm, Mastdarm, After, Nebenniere.

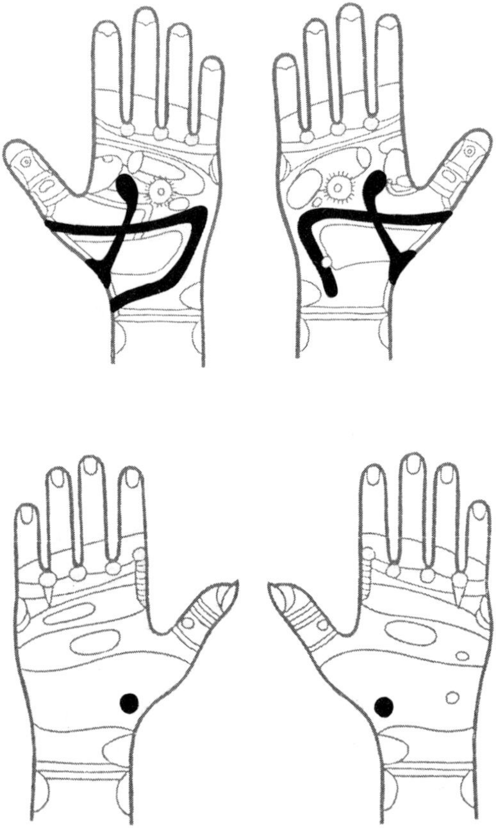

**Heiserkeit**

RZ: Rachenraum, Mandeln, obere Lymphbahnen.

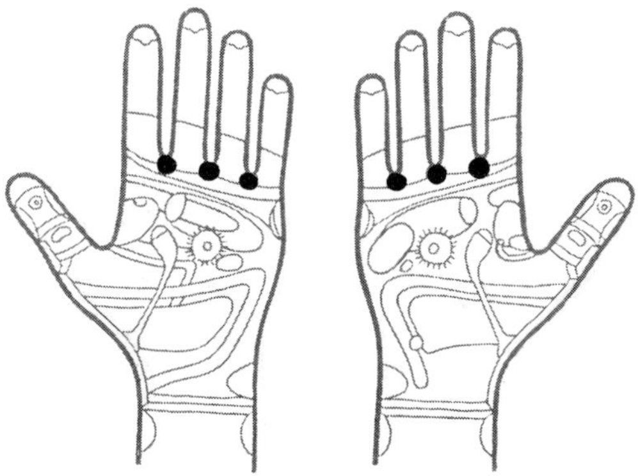

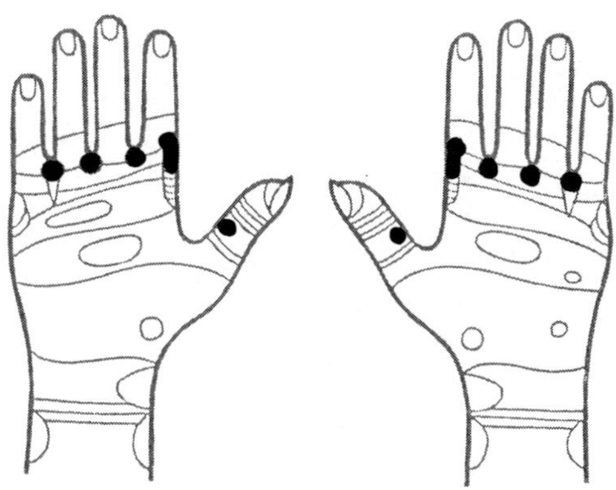

**Hexenschuß**

RZ: Gesamte Wirbelsäule; jeden Lendenwirbel einzeln sedieren, d.h. die Zonen der einzelnen Lendenwirbel 1 bis 2 Minuten festhalten. Gesamte Wirbelsäule ›ausziehen‹ (s. Kapitel ›Verschiedene Griffolgen‹).

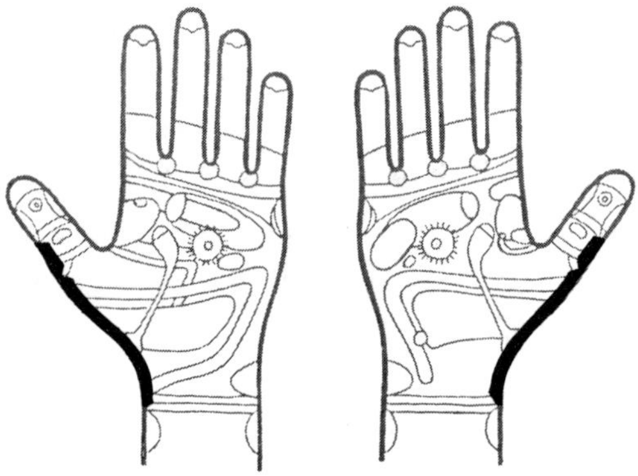

**Hüftgelenkbeschwerden**

RZ: Hüftgelenk, Schultergelenk, gesamte Wirbelsäule, Beckenlymphbahnen oder in Schulter selbst (s. Abb. Seite 14).

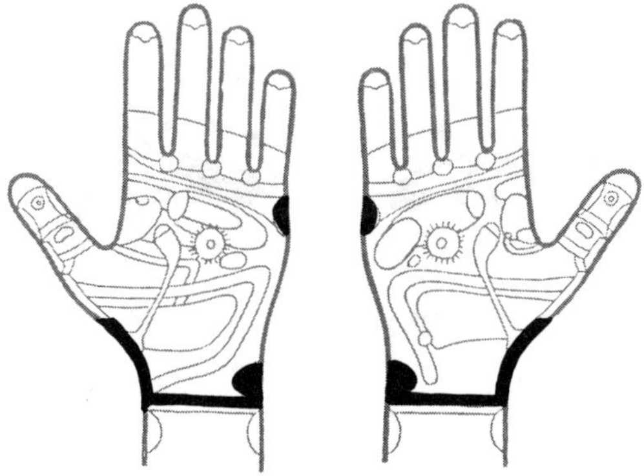

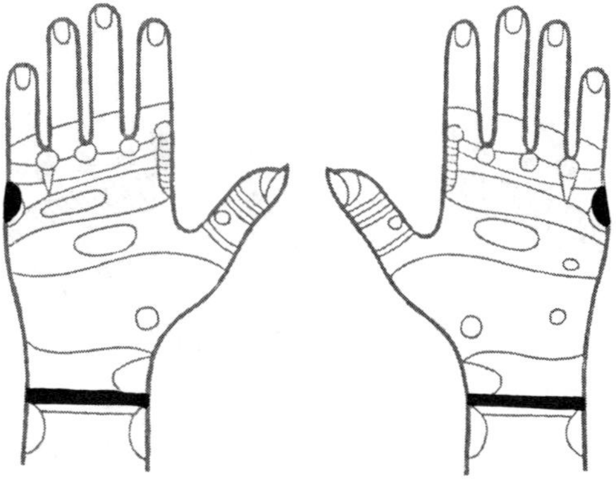

**Husten**

RZ: Bronchien, Lunge, Nebenschilddrüse, Nebennieren, obere Lymphbahnen.

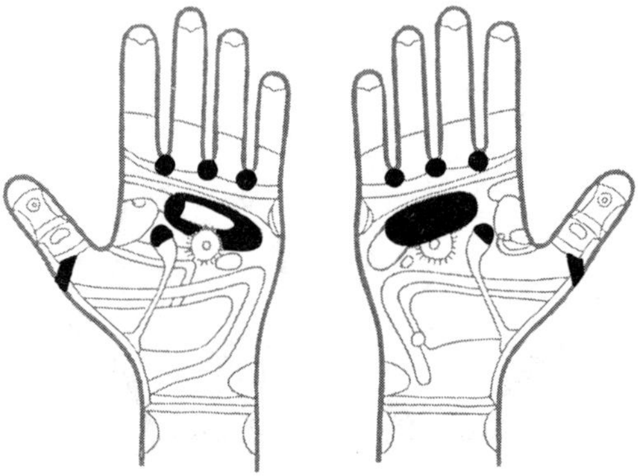

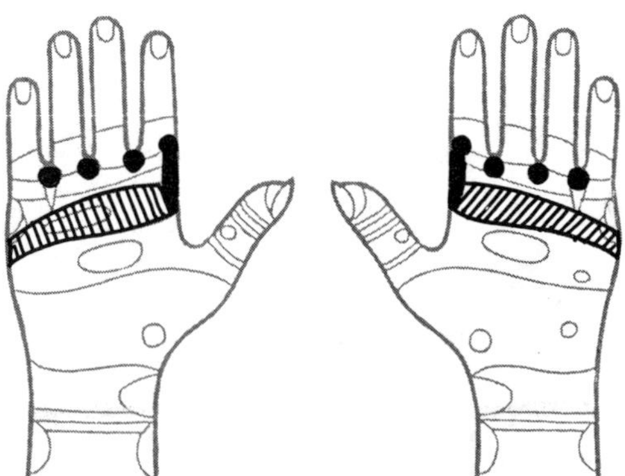

**Ischias**

RZ: Blase, Harnleiter, Niere, Wirbelsäule, Dünn- und Dickdarm, Mandeln, Zähne, Nebenniere, Genitalbereich, Beckenlymphbahnen.

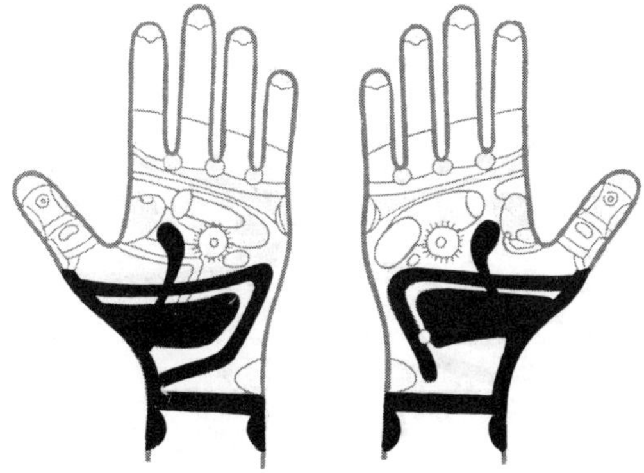

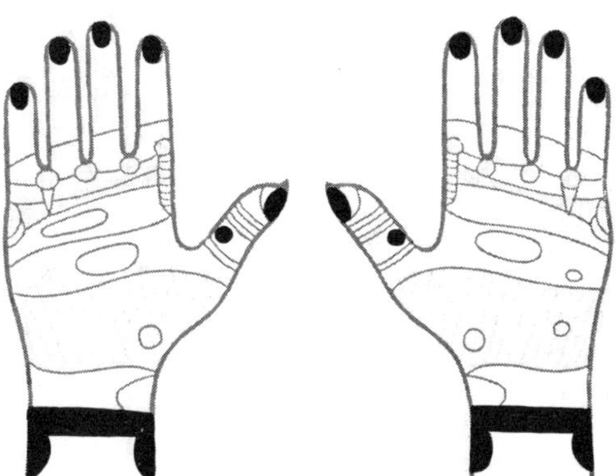

**Kopfschmerzen, Migräne**

RZ: Alle Kopfzonen, Nacken, Schultergürtel, Leber, Galle, Blase, Harnleiter, Niere, Magen, Dünn- und Dickdarm, Wirbelsäule, Zähne, Genitalbereiche, obere Lymphbahnen, Beckenlymphbahnen.

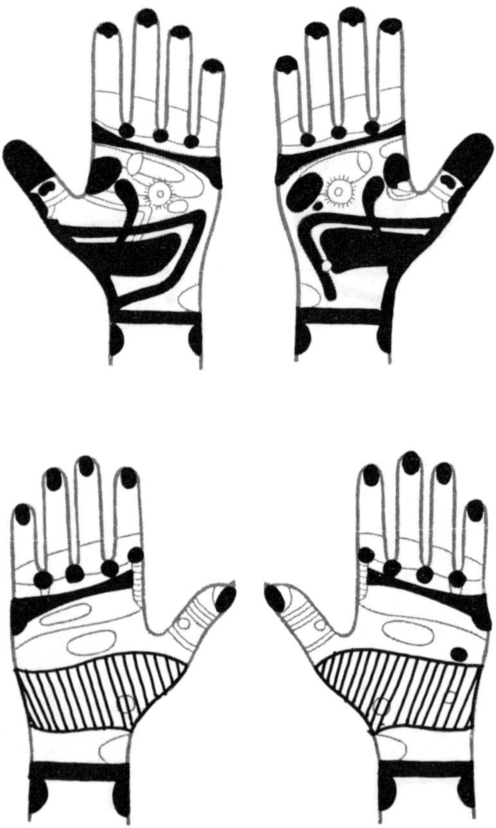

**Koxarthrose**

RZ: Blase, Harnleiter, Niere, Hüftgelenke, Magen, gesamte Darmzonen mit Ileozökalklappe, Wirbelsäule, Schultergürtel mit Schultergelenk, Nebenniere, Beckenlymphbahnen.

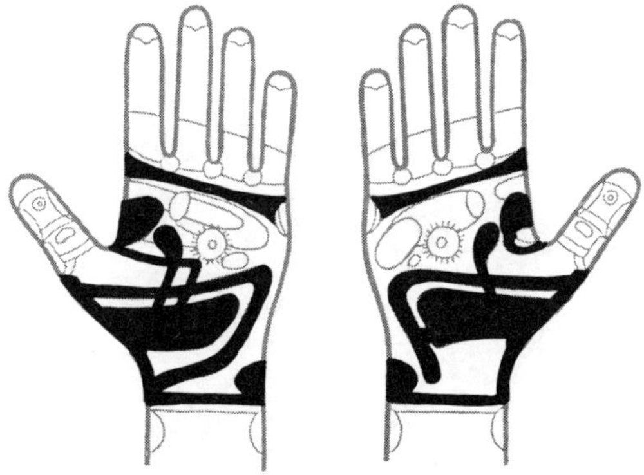

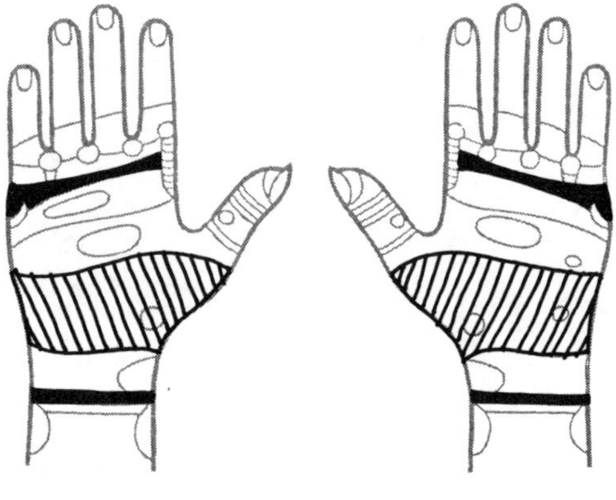

**Krämpfe in den Waden**
RZ: Nebenschilddrüse.

Unter Umständen liegt Magnesiummangel vor. Eventuelle Wasseradern abschirmen!

Im seitengleichen Unterarm die Muskulatur massieren (s. Abb. Seite 14).

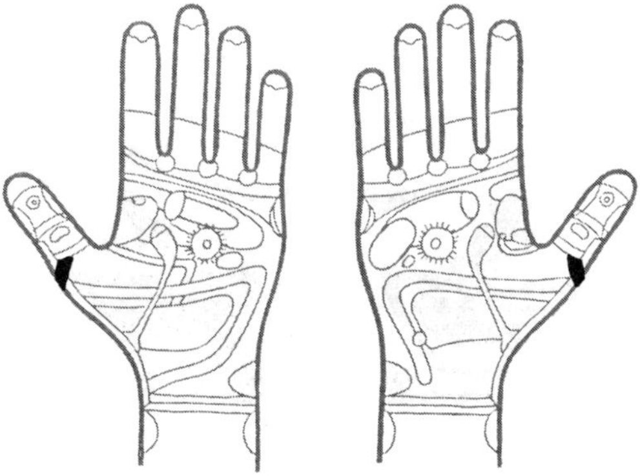

**Leberstörungen**

RZ: Leber, Galle, gesamte Darmzonen, Wirbelsäule, Bauchspeicheldrüse.

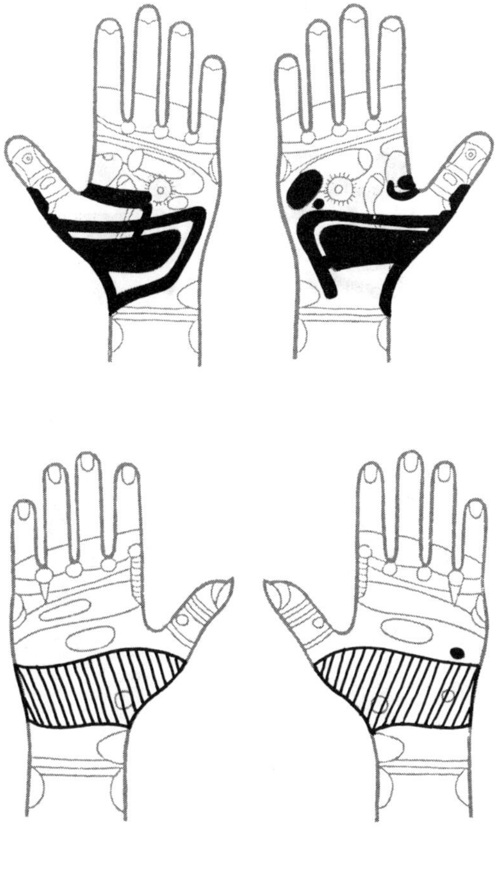

**Magenschmerzen**

RZ: Magen, Wirbelsäule, Sonnengeflecht, gesamter Darm mit Ileozökalklappe, Bauchspeicheldrüse, Hirnanhangdrüse.

Ernährung und Lebensgewohnheiten überprüfen!

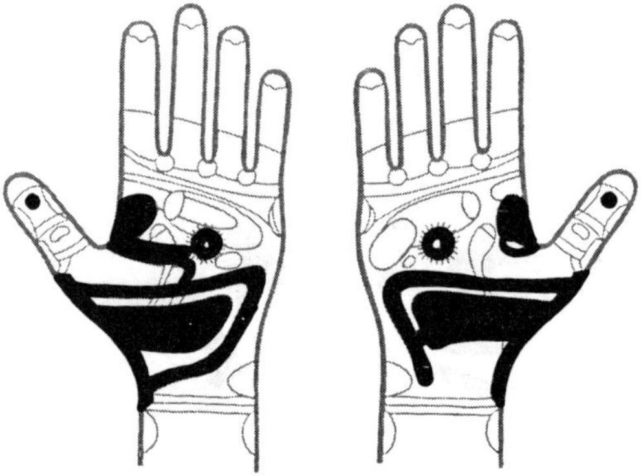

**Menstruationsbeschwerden**
RZ: Gebärmutter, Eierstöcke, Eileiter, Sonnengeflecht, Schilddrüse, Hirnanhangdrüse, Bauchspeicheldrüse, Beckenlymphbahnen.

Durch die Reflexzonentherapie ist eine Regelverschiebung möglich.

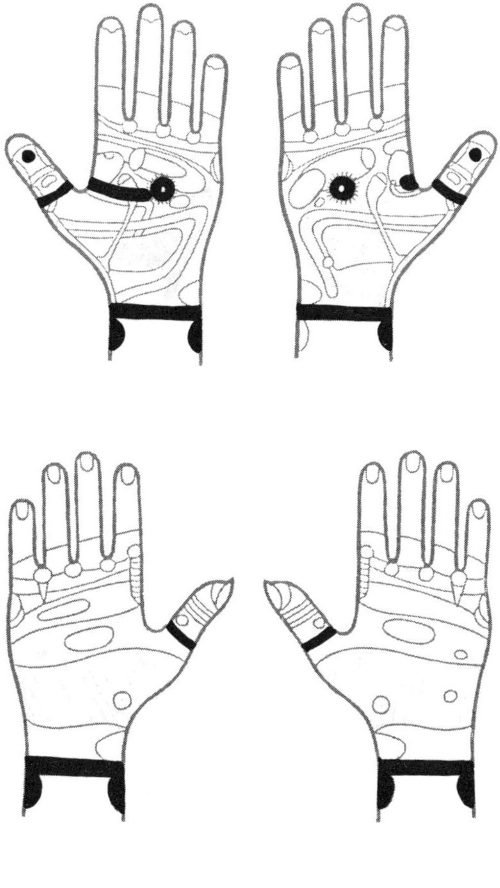

**Müdigkeit**

RZ: Blase, Harnleiter, Niere, Nebenschilddrüse, Galle, Leber, gesamte Darmzonen, Mastdarm, After.

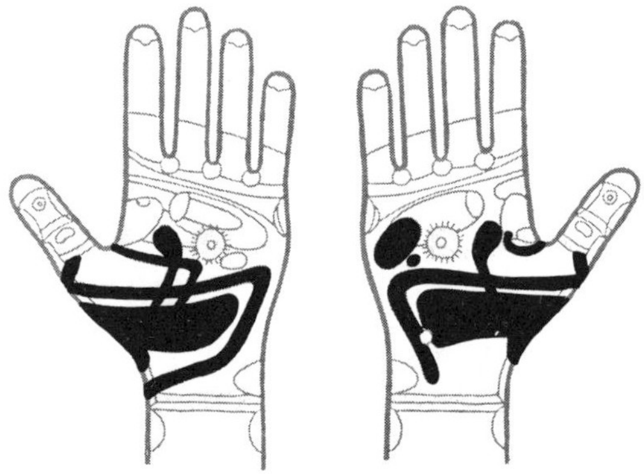

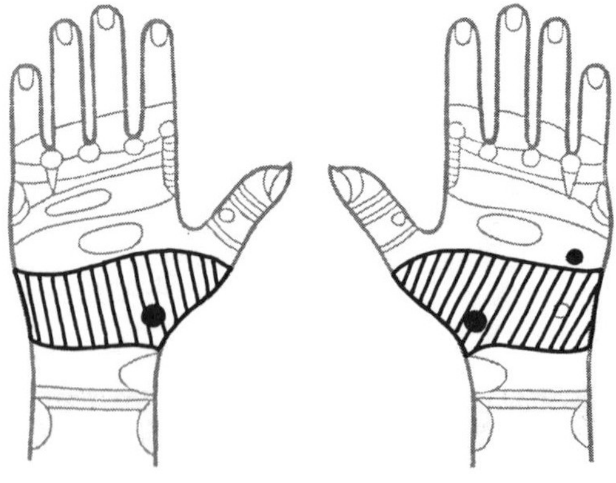

**Nasenbluten**

RZ: Nase, Nebenschilddrüse.

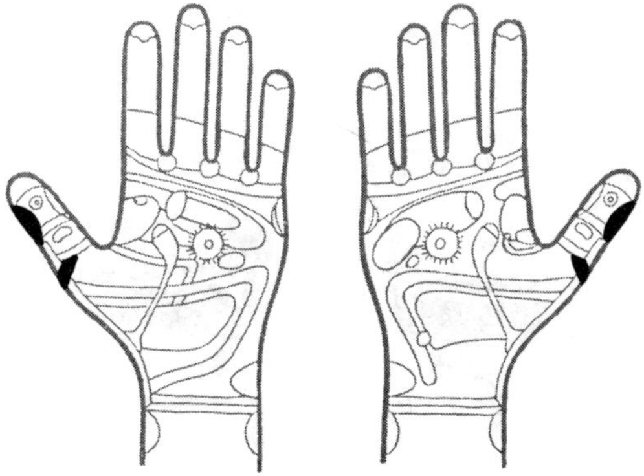

**Nebenhöhlenentzündung**

RZ: Stirn- und Kieferhöhlen, Mandeln, Rachenraum, Leber, Harnblase, Dünn- und Dickdarm mit Ileozökalklappe, Bauchspeicheldrüse, Milz, Genitalbereich, obere Lymphbahnen.

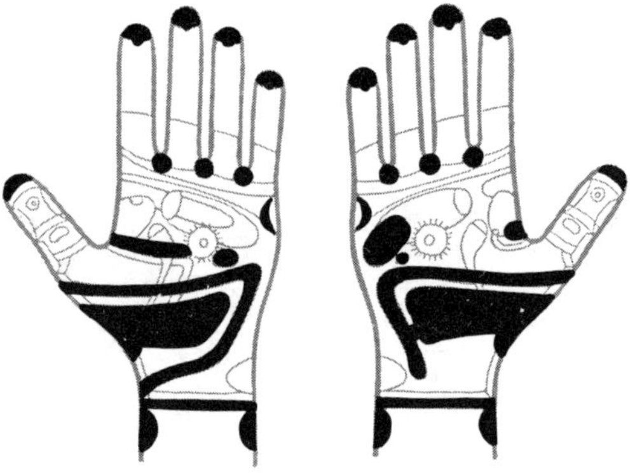

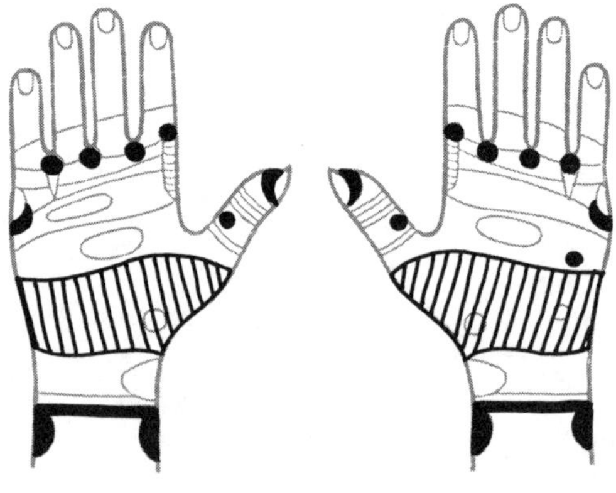

**Nervosität**

RZ: Kopfbereich, Blase, Harnleiter, Niere, Magen, Leber, Galle, Dünn- und Dickdarm, Nebenschilddrüse.

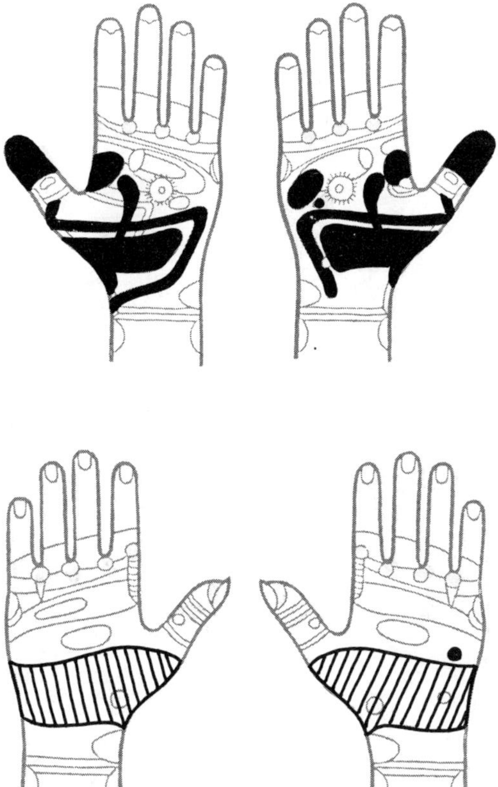

**Neuralgie**
RZ: Schläfenzone, Rachenraum, Unter- und Oberkiefer, Milz, obere Lymphbahnen.

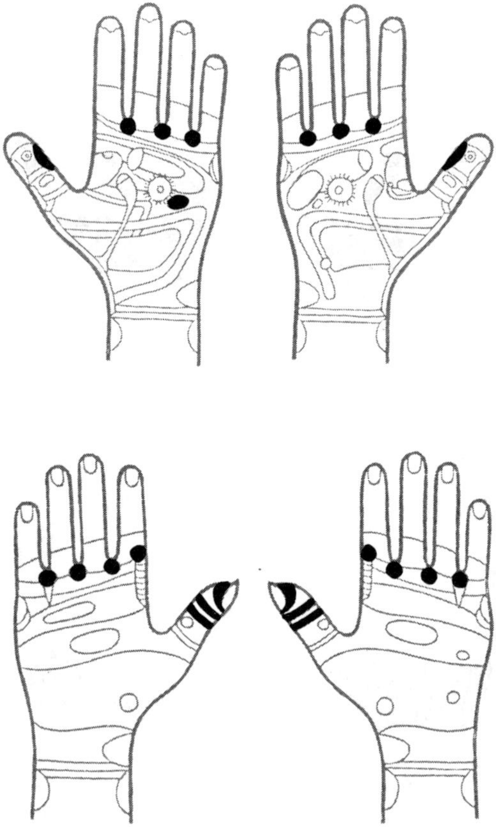

## Nierenbeschwerden

RZ: Blase, Harnleiter, Niere, Wirbelsäule, Nebenniere, Beckenlymphbahnen.

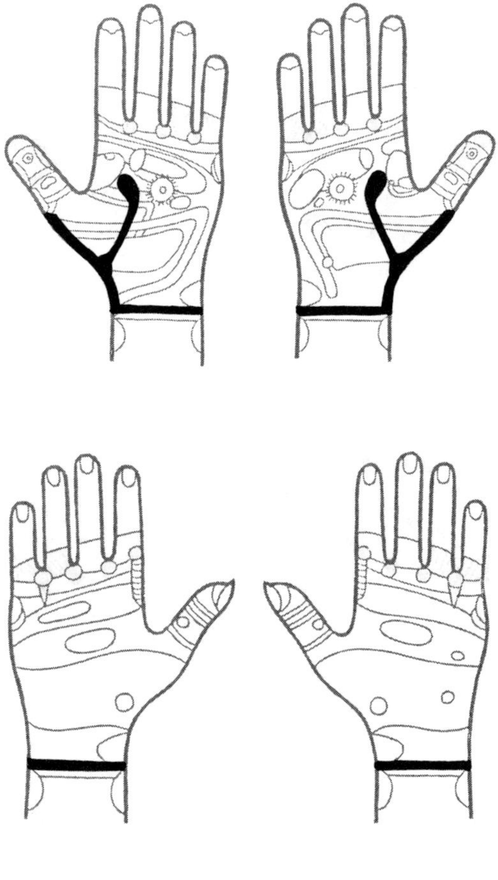

**Ohrenschmerzen, Ohrensausen**
RZ: Ohren, Kopfbereich, obere Lymphbahnen.
Bei Ohrensausen die Zone auf dem Handrükken (Gleichgewichtszone) massieren.

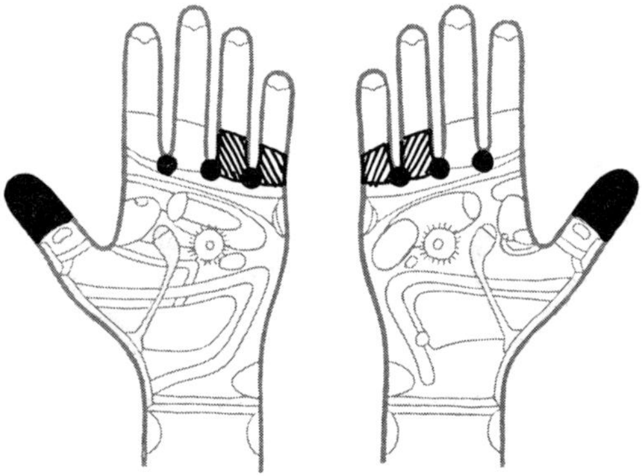

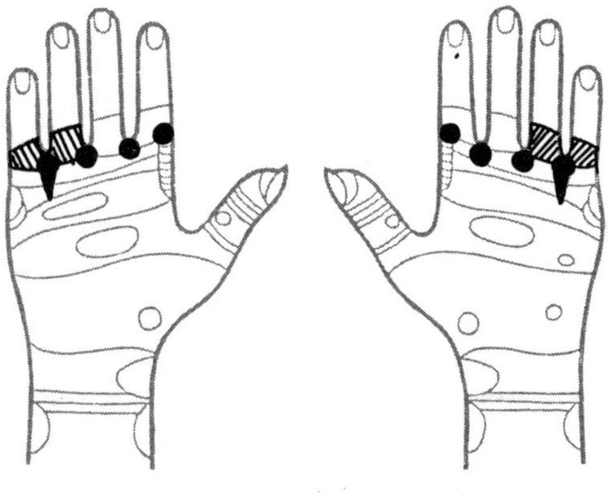

**Parodontose**

RZ: Ober- und Unterkiefer, Rachenraum, Mandeln, Magen, Leber, Galle, Dünn- und Dickdarm, Bauchspeicheldrüse, obere Lymphbahnen.

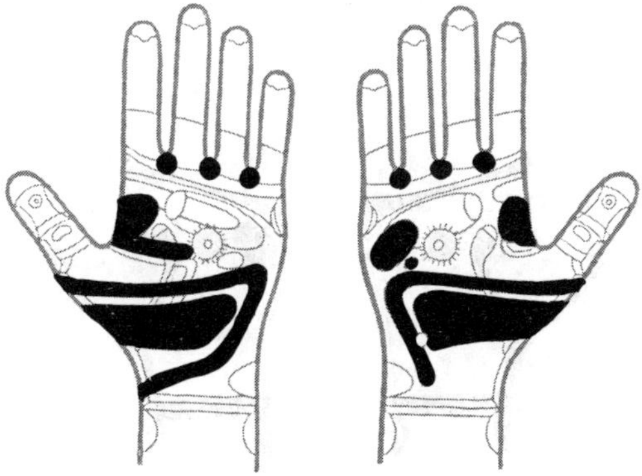

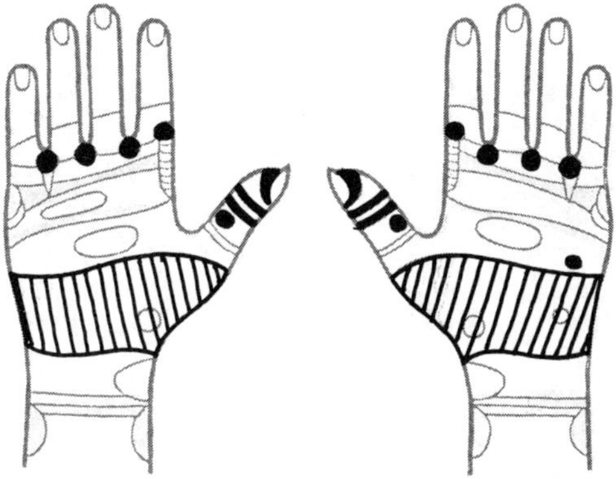

**Rückenschmerzen**

RZ: Gesamte Wirbelsäule, Schultergürtel, Blase, Harnleiter, Niere, Leber, Zwerchfell, Sonnengeflecht, Genitalbereich, Beckenlymphbahnen.

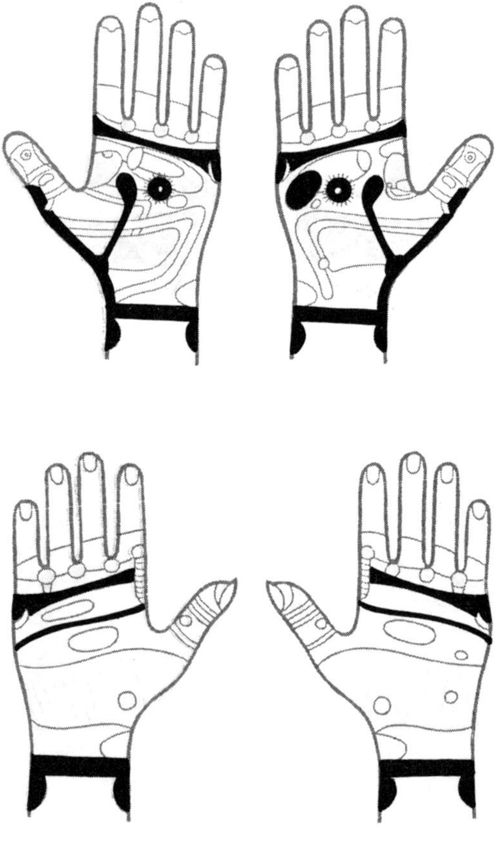

**Schlafstörungen**
RZ: Hirnanhangdrüse, Nacken.

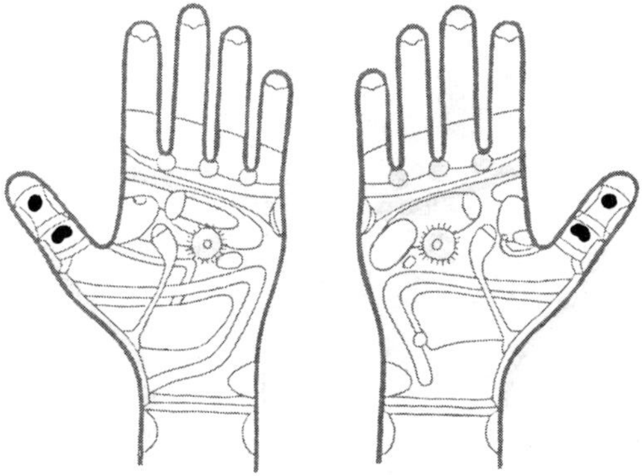

**Schulterschmerzen**

RZ: Schultergürtel, Schultergelenk, Wirbelsäule, Sonnengeflecht, Zwerchfell, obere Lymphbahnen.

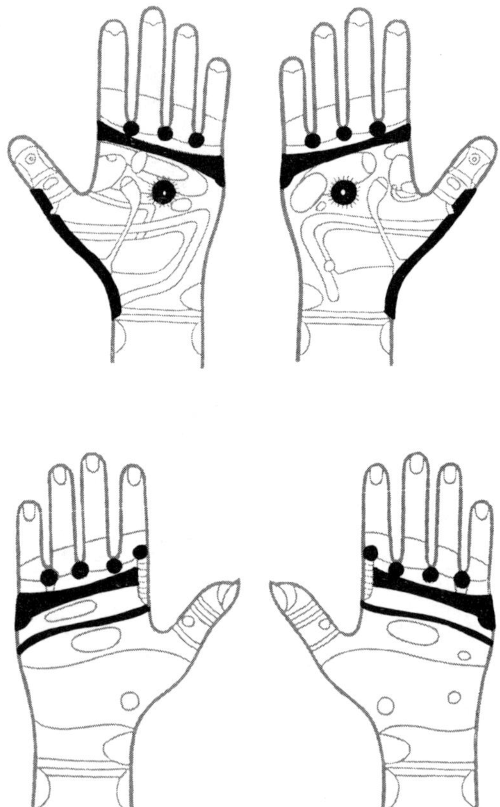

**Seekrankheit**
RZ: Magen, Sonnengeflecht, Zwerchfell, Herz, Kreislauf, Gleichgewicht, die Zone auf dem Handrücken (kleiner Finger) massieren.

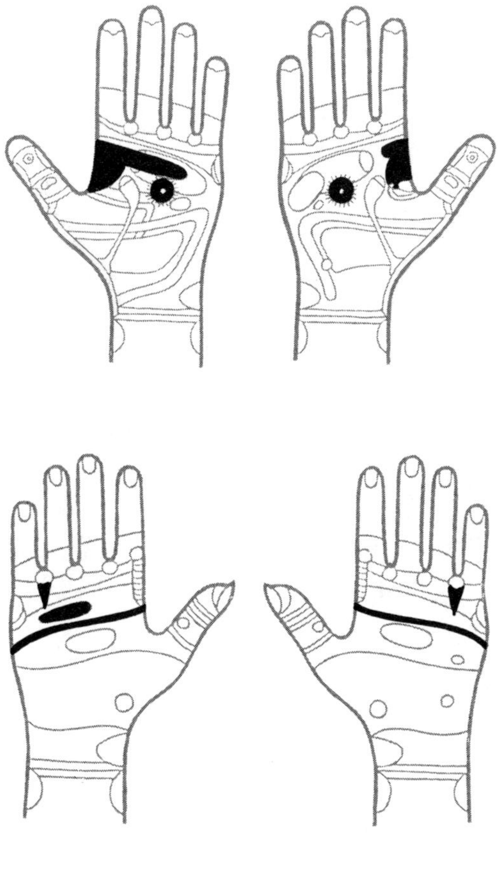

**Steißbeinschmerzen**

RZ: Gesamte Wirbelsäule, Nacken; Steißbein sedieren, d.h. die Zone 1 bis 2 Minuten festhalten.

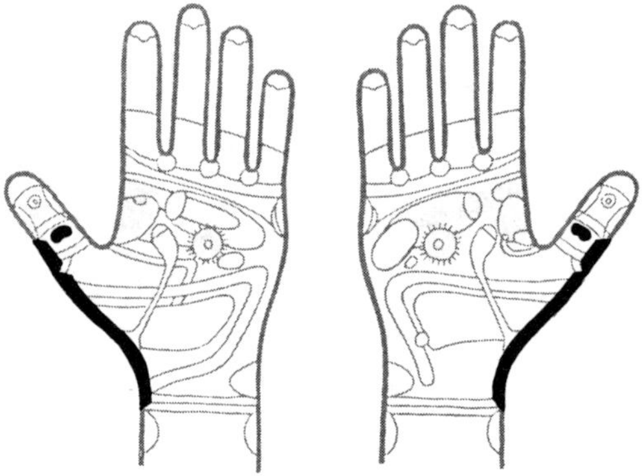

**Tubenkatarrh**

RZ: Augen, Ohren (beide Sinnesorgane sind für die rechte Seite in der linken Hand zu therapieren und umgekehrt). Schläfe, Nase, Nebenschilddrüse, Nebenniere.

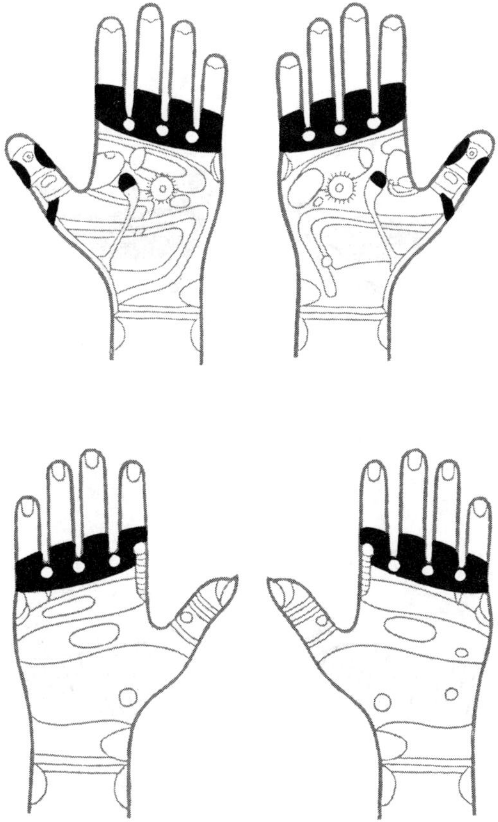

## Übergewicht

RZ: Blase, Harnleiter, Niere, Leber, Galle, Dünn- und Dickdarm, Schilddrüse.

Ernähren Sie sich bewußter; halten Sie eine Zeitlang planmäßig eine Reduktionskost ein.

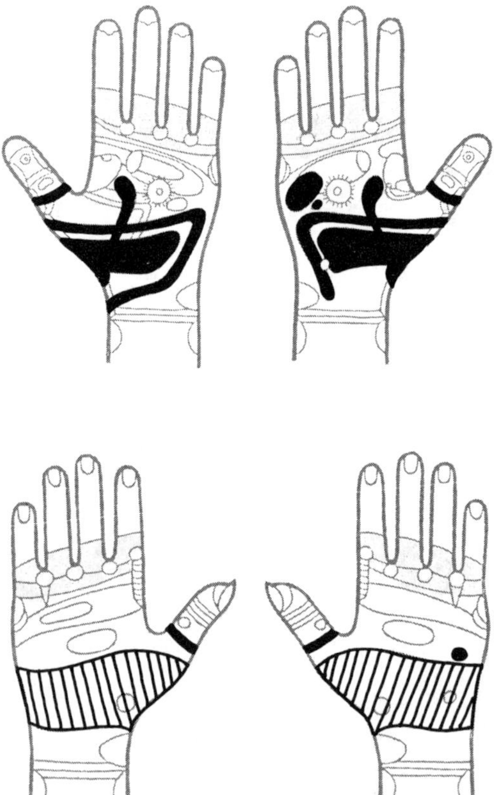

**Unfälle** (Notfall jeglicher Art)
RZ: Sofort die entsprechende Reflexzone sedieren; die Zone 1 bis 2 Minuten festhalten.

Auch am Arm oder Bein sedieren (s. Abb. Seite 14).

**Vegetative Störungen**

RZ: Sonnengeflecht; Zone des eventuell gestörten Organs.

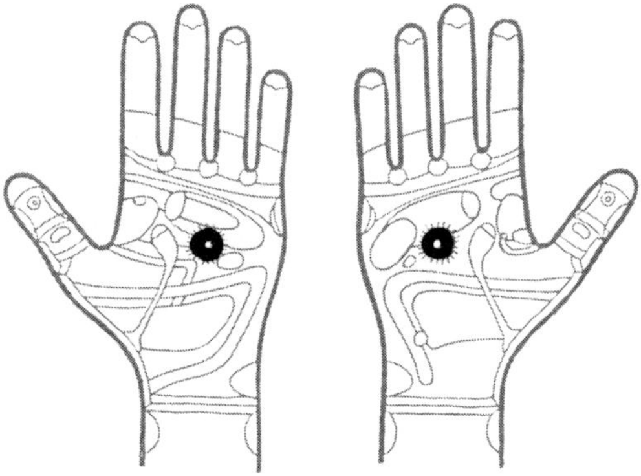

**Verstopfung**

RZ: Leber, Galle, Magen, Sonnengeflecht, Dünn- und Dickdarmzonen mit Ileozökalklappe, Mastdarm, After, Bauchspeicheldrüse, Beckenlymphbahnen.

Eßgewohnheiten überprüfen. Ballaststoffe zuführen!

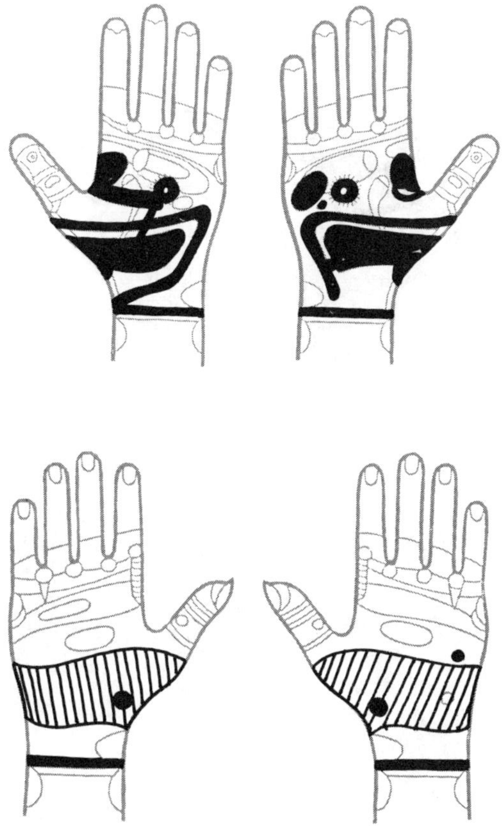

**Völlegefühl**

RZ: Magen, Zwölffingerdarm.

Langsam essen und Ernährung umstellen!

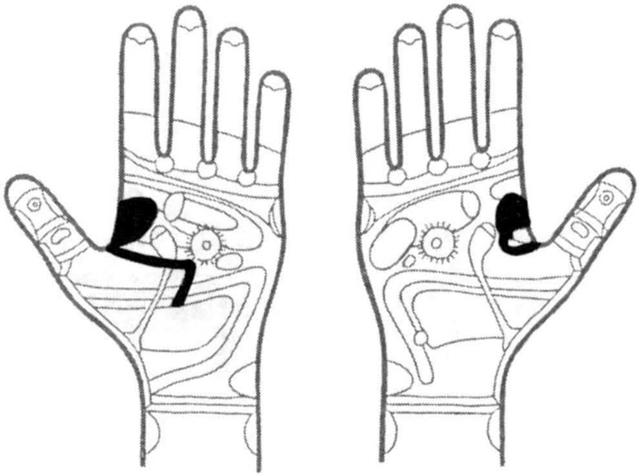

**Wallungen**

RZ: Hirnanhangdrüse, Schilddrüse, Genitalbereich.

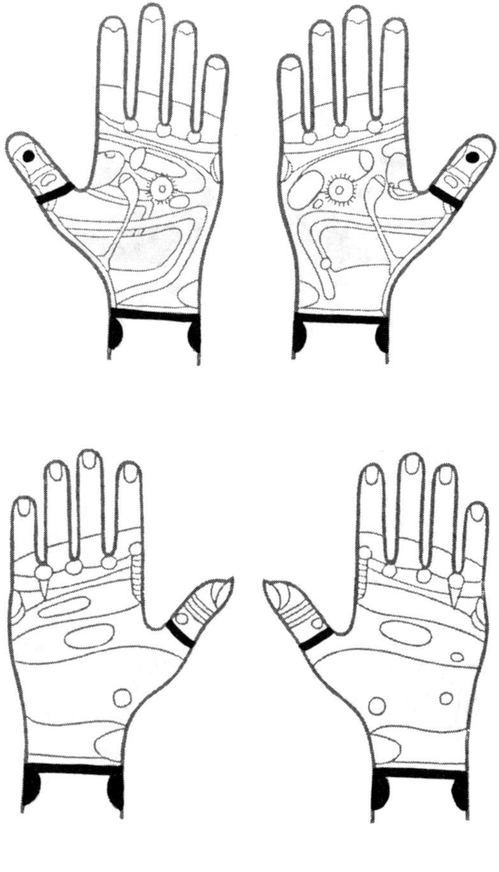

**Zähne** (schlechte)
RZ: Ober- und Unterkiefer, Magen, Leber, Bauchspeicheldrüse, Dünn- und Dickdarm.

Bei Zahnschmerz entsprechende Zahnzone (s. Kapitel ›Behandlungsablauf‹, Kopfzonen) sedieren, d.h. entsprechende Zone 1 bis 2 Minuten festhalten.

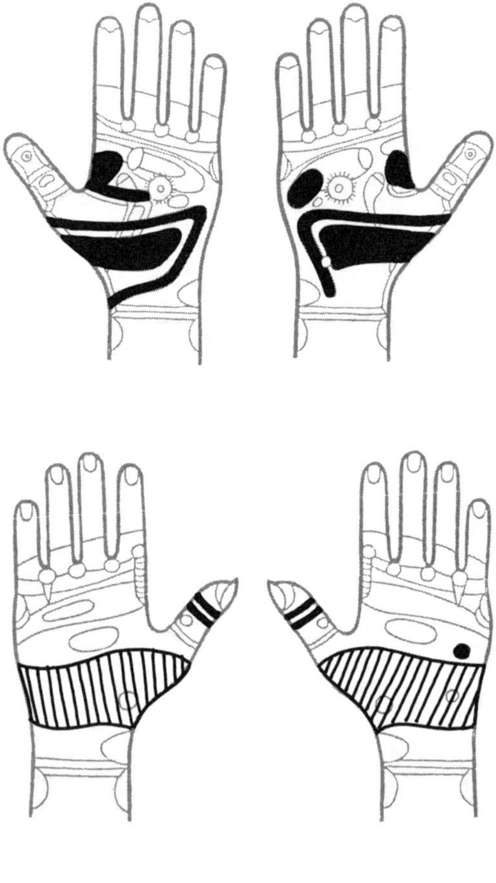

In der Zeichnung des ›Homunkulus‹ zeigt sich die Wichtigkeit einzelner Körperteile im Zusammenhang mit den ihnen zugeteilten Flächen des Gehirns. Die Hände weisen die größte Flächenveranlagung auf. Dann folgen die Füße, der Kopf mit der oralen Zone ›Mund‹. Der Kopf geht also fast $1^1/_2$mal in die Hände. Relativ gering ist der eigentliche Körper veranlagt.

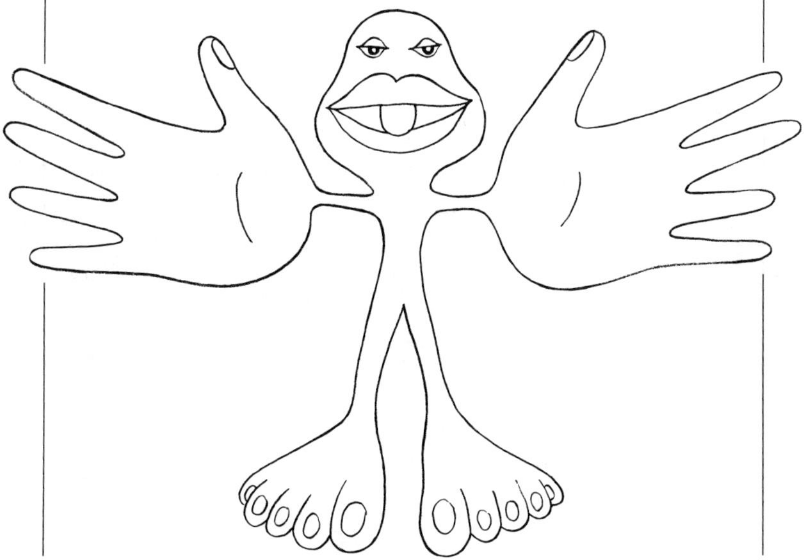

# Einige Beispiele aus der Praxis

Zum Abschluß dieses Buches möchte ich einige Fälle aus meiner langjährigen Praxis anführen. Diese Beispiele sollen zeigen, daß die Reflexzonentherapie in der Lage ist, Leiden zu bessern oder zu heilen. Dabei ist jedoch Voraussetzung, daß erstens der Sitz der Reflexzonen genau bekannt ist und zweitens, was ungleich wichtiger ist, die organischen Zusammenhänge im menschlichen Körper bei Diagnose und Therapie berücksichtigt werden.

## Gallenkolik

Eine Patientin klagte über Gallenerbrechen. Die Schmerzen strahlten in den Rücken bis unter das rechte Schulterblatt aus. Nach einer Behandlung der Gallen-, Leber- und Zwölffingerdarmzonen sowie vorrangig des rechten Schultergürtelbereichs verschwanden schlagartig Brechreiz und Schmerzen.

## Erste Hilfe im Flugzeug

Eine 78jährige Frau wurde während eines Fluges ohnmächtig. Das Flugzeugpersonal hatte ihr bereits das Beatmungsgerät angesetzt. Ich fühlte zunächst den Puls der alten Dame, überprüfte die Augenreaktion und tastete dann die Reflexzonen von Galle, Leber, Magen und vor allem die Herz-Kreislauf-Zonen an den Händen der Passagierin durch. Bei der Massage der Darmzonen schlug die Frau die Augen auf und verlangte nach der berühmten Tüte. Sofort nach dem Erbrechen ging es ihr wesentlich besser. Und nach weiteren 1000 Kilometern Flug lief sie schon wieder im Flugzeug auf und ab.

## Diabetes

Ein 70jähriger Patient hatte seit einiger Zeit sehr hohe Blutzuckerwerte. Der erste Untersuchungsbefund zeigte, daß neben einigen Organbefunden vor allem die Bauchspeicheldrüse sehr schmerzempfindlich reagierte.

Nach nur zwei Behandlungen der zuständigen Reflexzonen war der Blutzuckerwert um fast ein Viertel gesunken; nach zehn Behandlungen waren die Zuckerwerte normal.

## Ischialgie

Bei einem von massiven Ischiasschmerzen geplagten Patienten war es zunächst notwendig, die Sonnengeflechtszonen zu behandeln, um den Patienten generell zu beruhigen. Neben den Urogenitalzonen wurden die der Leber und Galle behandelt – zur Anregung der Entgiftung. Nun wurden die Wirbelsäulenzonen an beiden Füßen gedehnt; anschließend konnten die Wirbel einzeln und sehr vorsichtig therapiert werden. Zum Schluß wurde der Sedierungsgriff (zweiminütiges Halten) an der zuständigen Lendenwirbelzone angesetzt. Nach einer nochmaligen Behandlung der Sonnengeflechtszone ruhte der Patient. Bereits am nächsten Tag war er soweit schmerzfrei, daß er seinen Beruf wieder ausüben konnte.

## Ohrenschmerzen

Eine Mutter kam mit ihrem wimmernden Kind zu mir in die Praxis. Das Kind hatte die Ohren eingebunden. Die Faust des Bübchens rieb das linke Ohr. Hier brauchte ich keine Diagnose zu stellen. In dieser akuten Situation behandelte ich sofort die rechte Ohrenzone mit dem Sedierungsgriff. Das wirkte beruhigend und schmerzlindernd. Das Kind war nach der Behandlung sichtlich erleichtert. Die Schmerzen hatten sich beträchtlich verringert.

## Unfall

Ein Mädchen war mit dem Fahrrad schwer gestürzt. Die ganze rechte Seite war angeschlagen. Das Kind klagte, daß ihm Knie und Fuß sehr weh tun. Ich nahm die Hände des Kindes und behandelte die Kniezonen, insbesondere in der rechten Hand sedierte ich die Kniezone. Das angeschlagene Knie des Kindes wurde wieder etwas beweglicher. Ich nahm dann das rechte Handgelenk des Kindes fest in meine Hand und massierte gleichzeitig das rechte Ellbogengelenk (s. ›konsensuelle Reaktion‹ Seite 14 f.). Dadurch war die kleine Patientin wenigstens so weit schmerzfrei und gehfähig, um nach Hause geführt zu werden. Dort erfolgte selbstverständlich die Wundversorgung des Knies und des Fußes.

# Register

# HEYNE RATGEBER

*Medizinische Ratgeber/ Naturheilkunde*

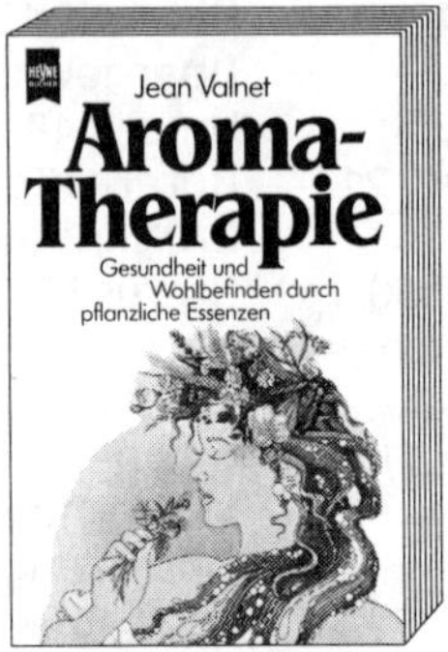


08/9075 - DM 14,80

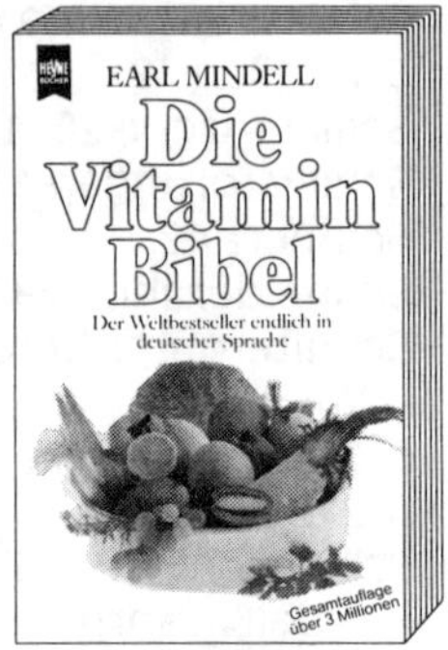


08/9056 - DM 9,80

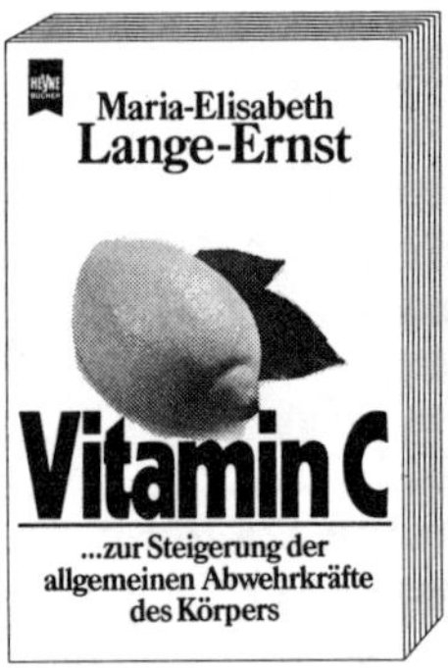


08/9073 - DM 7,80

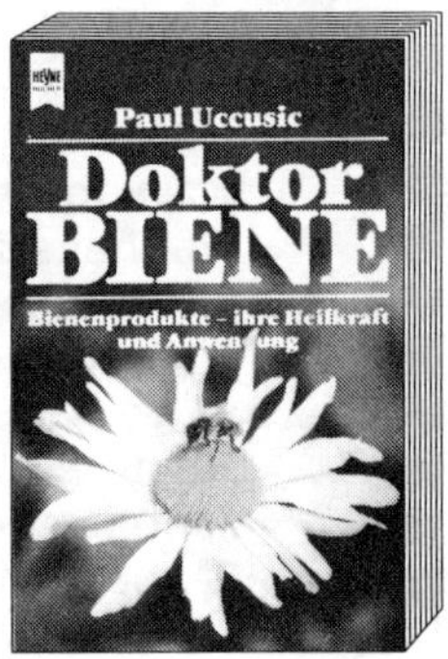


08/9005 - DM 7,80

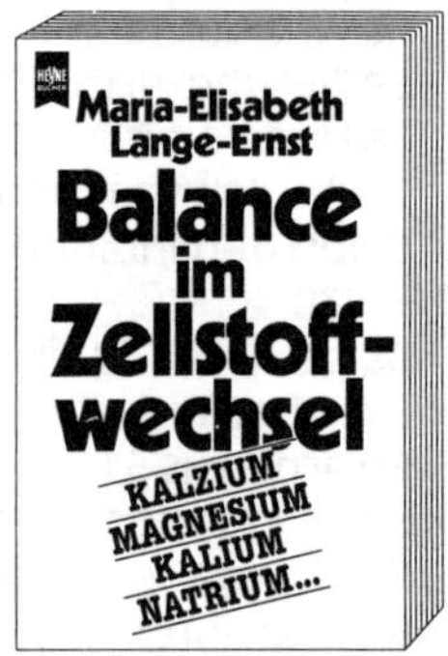


08/9082 - DM 9,80

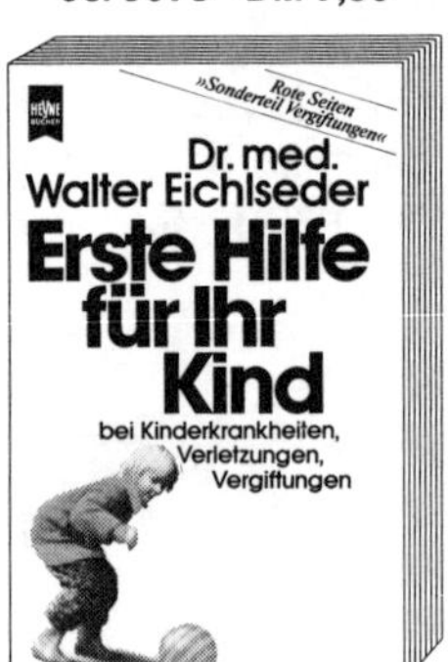


08/9086 - DM 9,80

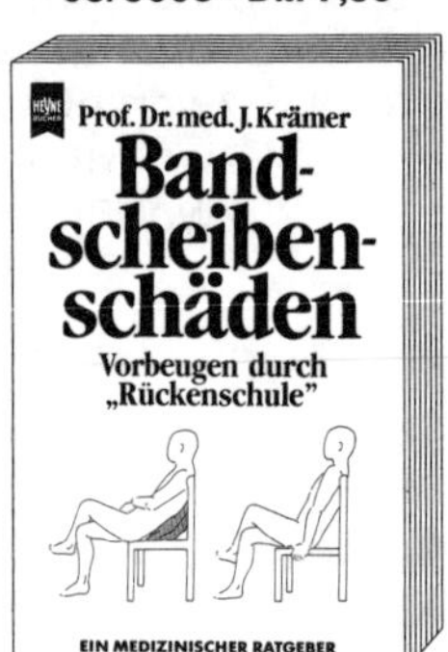


08/9058 - DM 9,80

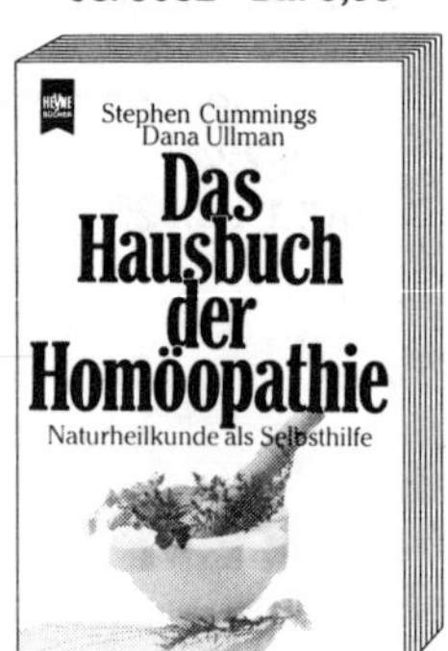


08/9088 - DM 9,80